2017 ACC/ESC 心血管疾病研究进展

主 编　李艳芳　　聂绍平
　　　　王春梅　　张　萍

科 学 出 版 社
北 京

内 容 简 介

本书为2017年美国心脏病学会科学年会（ACC）和2017年欧洲心脏病学会科学年会（ESC）心血管疾病最新研究进展摘要，包括：冠心病与急性冠脉综合征研究进展、抗凝与抗血小板治疗研究进展、心力衰竭研究进展、调脂治疗研究进展、高血压研究进展、心房颤动及其他研究进展，以及2017 ESC新发布的四个指南。

本书对国内心血管专业医师和非心血管专业医师的临床实践都有重要的指导意义，尤其适合心血管内科医师、全科医师参考。

图书在版编目（CIP）数据

2017 ACC/ESC 心血管疾病研究进展/李艳芳等主编.—北京：科学出版社，2017.10

ISBN 978-7-03-054723-1

Ⅰ.①2… Ⅱ.①李… Ⅲ.①心脏血管疾病－诊疗－研究 Ⅳ.R54

中国版本图书馆 CIP 数据核字（2017）第 240390 号

责任编辑：于 哲／责任校对：张小霞
责任印制：赵 博／封面设计：吴朝洪

科 学 出 版 社 出版

北京东黄城根北街 16 号
邮政编码：100717
http://www.sciencep.com

天津市新科印刷厂 印刷
科学出版社发行 各地新华书店经销

*

2017 年 10 月第 一 版 开本：850×1168 1/32
2017 年 10 月第一次印刷 印张：3 1/4
字数：84 000

定价：24.00 元
（如有印装质量问题，我社负责调换）

编者名单

主　编　李艳芳　聂绍平　王春梅　张　萍

副主编　师树田　蒋志丽　高夏青　王　梅
　　　　艾　辉　阚　斌

编　者　（以姓氏笔画为序）
　　　　马友才　王　冠　王　晓　王　梅
　　　　王　溪　王成钢　王春梅　王喜福
　　　　文　勃　公　威　方珊娟　艾　辉
　　　　叶　明　冯斯婷　吉庆伟　师树田
　　　　刘　飞　孙晓冬　李庆祥　李艳芳
　　　　李海滨　吴　溪　吴　瑕　吴晓燕
　　　　张　萍　张海波　张新勇　张慧敏
　　　　武文峰　范婧尧　周　璨　郑　文
　　　　赵冠棋　赵雪东　郝　问　郝　鹏
　　　　胡亦新　祖晓麟　贺晓楠　聂绍平
　　　　索　旻　贾立昕　高玉龙　高夏青
　　　　郭彦青　曹芳芳　曹晓菁　彭余波
　　　　蒋志丽　曾　源　曾亚平　甄　雷
　　　　阚　斌　缪黄泰　魏路佳

目　录

2017 年美国心脏病学会科学年会(ACC)概况

北京安贞医院急诊中心　李艳芳

2017 年美国心脏病学会科学年会(ACC)于美国当地时间 3 月 17～19 日在华盛顿会展中心举行,来自世界各地的会议代表共计 27 000 多人参加了本届大会。

今年的大会上公布三大主题的临床试验包括:①利伐沙班因在冠心病和肺动脉疾病显著获益而提前停止的大型随机临床试验;②PCSK9 抑制剂 evolucumab 在期待已久的 FOURIER 试验中显著获益;③影像学 CT 研究提升了人们对主动脉生物瓣膜的关注。

开幕式上展示的最新临床试验中,公布了 FOURIER 研究结果,该研究共纳入 27 500 例患者,目的是评估 PCSK9 抑制剂 evolocumab 在已服用他汀类药物的心血管疾病患者中的临床硬终点。研究结果表明,evolocumab 减少了主要终点的心血管死亡、非致死性心肌梗死、非致死性卒中、因不稳定型心绞痛或血运重建住院,以及二级终点的心血管死亡、非致死性心肌梗死或非致死性卒中,并达到了认知功能的非劣效性终点。

会议公布的 EINSTEIN CHOICE 研究比较了两种剂量的利伐沙班与阿司匹林对预防复发性静脉血栓栓塞症的疗效。结果表明,静脉血栓栓塞(VTE)患者延长抗栓治疗,利伐沙班的疗效优于阿司匹林,而且不增加出血风险。

韩国的 DECISION-CTO 随机试验比较了药物洗脱支架与最佳药物治疗(OMT)对慢性完全闭塞(CTO)患者预后的影响。该研究结果提示,OMT 作为初始治疗 CTO 的策略并不劣于经皮冠状动脉介入治疗(PCI)术,但这一结果需要谨慎解读。

今年的 ACC 公布了一些有关主动脉瓣疾病治疗的研究。亚临床小叶血栓形成仍然是个重点课题,因为它产生的湍流可能缩短生物瓣膜的寿命。基于 RESOLVE 和 SAVORY 注册研究的分析数据显示,亚临床小叶血栓在生物瓣植入患者中的发生率为12%,而且在经导管植入者中的发生率明显高于外科主动脉瓣置换者,但抗凝治疗可以有效减少亚临床小叶血栓,且华法林与新型口服抗凝药物效果相当。华法林可有效预防卒中和静脉血栓栓塞,但出血并发症风险较高。本届大会公布的 GIFT 研究结果显示,基于遗传药理学的华法林剂量与基于临床的药物剂量相比不良事件风险降低。

SENTINEL 试验发现,经导管主动脉瓣置换术(TAVR)中应用脑保护装置并没有显著降低神经系统不良事件的发生,但使美国食品和药品监督管理局(FDA)评审专家直视了这一装置捕捉血栓碎片的能力。SURTAVI 试验比较了中等风险的患者应用Core Valve 系统行 TAVR 术与外科 SAVR 术的临床结局。结果表明,SURTAVI 试验达到了其非劣效性终点,说明经导管主动脉瓣置换(TAVR)在治疗严重主动脉狭窄中危患者时的疗效与外科手术相当。

非瓣膜疾病的研究结果包括钙增敏剂左西孟旦在左室射血分数降低、经历了心脏外科手术患者中减少不良心脏事件的 LEVO-CTS 试验,研究结果表明,心脏手术时,心力衰竭治疗药物左西孟旦作为一种预防措施,不能显著降低死亡率、心脏病发作率、肾透析率以及低心输出量综合征高危患者的机械辅助装置使用率。观察不间断使用达比加群酯与华法林对房颤射频消融患者减少不良事件的影响的 RE-CIRCUIT 研究数据显示,在阵发性或持续性房颤接受导管消融的患者中,与不间断华法林相比,不间断达比加群抗凝策略的出血并发症更少。

采用专有闭环起搏刺激的方法防止复发性血管迷走晕厥的

SPAIN 试验入选了 54 例≥40 岁的复发性反射血管迷走神经性晕厥（平均发作 12 次）患者。患者随机接受闭环刺激起搏（DDD-CLS）或对照起搏治疗结果表明，闭环刺激起搏与晕厥风险减少 7 倍相关。与 DDI 相比，晕厥发作的整体次数至少降低 50％。

在有或无心力衰竭的房颤患者，观察地高辛对死亡率影响的 ARISTOTLE 研究，通过探讨研究数据来回答死亡率是否与血清地高辛浓度相关。结果显示，服用地高辛的房颤患者死亡风险增加，且风险跟血药浓度成正比。

本届大会的亮点层出不穷，令与会者耳目一新，对世界各国心血管疾病的预防和治疗具有重要的指导意义。

一、冠心病与急性冠脉综合征研究进展

2017ACC DECISION-CTO 研究：
CTO 病变优化药物治疗不劣于 PCI

2017 年 ACC 会议公布了前瞻随机对照试验 DECISION-CTO 的研究结果：对于冠脉慢性完全闭塞（CTO）的患者，最佳药物治疗（OMT）不劣于 PCI，两组患者 3 年主要复合终点事件（死亡/心肌梗死/卒中/血运重建）发生率无显著性差异。且两组患者健康相关的生活质量评价结果相当。来自韩国的 Seung-Jung Park 教授就相关研究结果进行了汇报。

DECISION-CTO 研究计划纳入 19 个心脏中心（韩国、印度、印度尼西亚、泰国和中国台湾）1284 名冠脉 CTO 患者，随机接受 OMT 或 OMT＋PCI 治疗。患者有无症状性心肌缺血、稳定型心绞痛及急性冠脉综合征（ACS）和新确诊 CTO（TIMI 血流 0 级的冠脉阻塞持续至少 3 个月）。所有患者均依据指南接受最佳药物治疗，包括阿司匹林、$P2Y_{12}$ 受体抑制剂（PCI 术后患者服用＞12 个月）、β 受体阻滞剂、钙通道阻滞剂、硝酸酯类、ACEI/ARB 以及他汀类。其中 50％患者随机接受 PCI 治疗。由于该研究进展缓慢，参与者纳入于 2016 年 9 月终止，共纳入 834 名患者（OMT 组 398 名，PCI 组 417 名）。

患者平均年龄 62 岁，其中 82％为男性，稳定型心绞痛占 74％，不稳定型心绞痛占 20％，急性心肌梗死占 6％。两组患者的平均 SYNTAX 评分均为 21 分，且有相似的心血管危险因素。OMT 组患者平均置入 2 枚支架，PCI 组患者平均置入 2.4 枚支架（$P＜0.001$）。

经过 3 年随访，OMT 组和 PCI 组主要终点事件发生率分别为 20.6％和 19.6％（HR 0.91；$P=0.54$）。OMT 与 PCI 两组患者全因死亡（4.4％ vs 3.0％，$P=0.25$）、心肌梗死（10.7％ vs 8.4％，$P=0.24$）、卒中（1.3％ vs 1.0％，$P=0.11$）、再次血运重建（10.4％ vs 8.6％，$P=0.38$）发生率并无明显差异，且两组之间包括心绞痛相关问卷在内的生活质量评分亦未见明显差异。

作为第一项比较两种 CTO 治疗策略的 RCT 试验，该研究结果与以往的观察性研究结果不同。一些专家认为 DECISION-CTO 研究存在方法学上的局限性——这些研究结果在"选定"的患者中得出，即该研究可能存在一定的选择偏倚。由于该研究纳入患者进展缓慢，在此过程中可能有些高危 CTO 患者选择 PCI 治疗，而纳入的患者可能为低危 CTO 患者。

Kandzari 博士认为该试验设计存在缺陷。例如，研究从 6 年前就开始纳入患者，更改了主要终点及样本量。此外，K-M 曲线上仅有约 50％患者进行 3 年主要终点事件分析及 1 年健康状况评估。Brahmajee 博士认为，DECISION-CTO 研究的最大争议来自于 4 个方面：参与者纳入缓慢、过早终止、高失访率以及患者治疗方案的交叉。这些均会影响 OMT 和 PCI 比较结果的评估。

DECSION-CTO 可能不会改变目前的临床实践，但它将会推动更多相关临床试验的开展，以积累更多循证医学证据来指导治疗。

（唐山工人医院　高夏青　北京安贞医急诊中心　王　梅
李庆祥）

二、心力衰竭研究进展

(一)2017ACC LEVO-CTS:在左室低射血分数患者的外科手术中左西孟旦无保护作用

2017 年美国 ACC 会议上报道了具有正性变力作用的钙增敏剂左西孟旦在围术期患者应用的随机 3 期临床试验。结果表明，与安慰剂相比，左西孟旦没能改善射血分数降低患者心脏外科手术(包括心肺旁路支持)的结局。

主要终点,30d 的死亡或血液透析,5d 内的心肌梗死或机械辅助装置的使用率,以及 30d 的死亡或机械辅助装置的使用率在左西孟旦组均未得到改善。接受左西孟旦治疗的患者 30d 的死亡率或机械辅助装置使用率为 13.1%,对照组为 11.4%($P=0.45$)。

目前,左西孟旦已在 60 多个国家获批用于治疗心力衰竭,但在美国仍处于试验之中,正在进行的左西孟旦在左室收缩功能障碍需做心脏外科手术(需要心肺旁路)患者的试验治疗,目的是寻求 FDA 的批准。

美国和加拿大的 70 家医院参加了试验,研究结果发表在《新英格兰医学杂志》,入选的 849 例患者主要为男性白种人,分为两组,围术期分别接受左西孟旦和安慰剂($n=440$)治疗。

入选患者中单纯冠状动脉旁路移植手术(CABG)占 66.3%,CABG 加二尖瓣置换手术占 11.7%,这两种手术类型所占比例远超过其他手术类型。许多患者多种疾病并存,平均左室射血分数为 27%。在术前 20min 以 0.2μg/(kg·min)的速率静脉连续给药 1h 后改为 0.1μg/(kg·min)持续静脉输注 23h。平均主动脉交叉固定时间 78min,平均心肺旁路时间 112min。

术后 24h 低心输出量综合征的发生率和后续应用正性肌力药物在左西孟旦组显著降低（$P = 0.007$ 和 $P = 0.017$）。左西孟旦组的心排血量为 2.86L/（min·m²），安慰剂对照组为 2.68L/（min·m²），两组相比有显著性统计学差异（$P < 0.0001$）。安全性终点（包括低血压）在两组之间没有统计学差异。与射血分数较高应用安慰剂的患者相比，射血分数较低的患者应用左西孟旦改善了预后。

本研究入选的外科手术人群比较广泛，异质性较大。某些二级终点有利于钙增敏剂。90d 的统计结果显示，活性药物治疗组死亡率 4.7%，安慰剂组死亡率为 7.1%（$P = 0.123$）。研究报告指出，二级终点应该考虑探索分析，因为一级终点没有统计学差异。

左西孟旦是非常有发展前景的药物，已在世界许多地区获批使用。在美国以外的国家，左西孟旦是很好的正性肌力药物，能够增加心排血量。在 LEVO-CTS 研究中左西孟旦的剂量是安全的，而且有减少死亡率的趋势。与射血分数较高应用安慰剂的患者比较，射血分数较低的患者应用左西孟旦能够改善临床结局。

左西孟旦较其他正性肌力药物有更好的安全性，但缺乏临床硬终点，目前，尚不能在外科手术中或术后给每位患者做常规预防用药。

（北京安贞医院急诊中心　李艳芳　聂绍平）

（二）2017ACC AISTOTLE 试验：伴或不伴随心力衰竭的房颤患者地高辛和死亡率的关系

研究背景：

全球范围内有 30% 的房颤患者应用了地高辛，但在现有条件下缺乏随机对照临床试验评估其安全性和有效性。目前的房颤指南推荐应用地高辛控制房颤伴或不伴心力衰竭患者的心室率，但没有特别推荐监测血清地高辛浓度。

研究设计:

Alesotle 为随机双盲试验,入选了 18 201 例房颤伴至少一项卒中危险因素的患者。危险因素包括:年龄≥75 岁,先前有过卒中、短暂脑缺血发作(TIA)或亚急性感染性心内膜炎(SE)、心力衰竭或 LVEF≤40%、糖尿病、高血压。排除标准:机械瓣膜置入,严重肾功能不全,需要加入阿司匹林和(或)噻吩并吡啶治疗。入选患者随机分为两组:一组阿哌沙班 5mg 每日 1 次口服,或 2.5mg 每日 2 次口服;另一组服用华法林,保持 INR 在 2~3。生物标志物亚组分析包括了 14 892 例患者,血清标本整体储存在 -70℃以下。主要终点:卒中或体循环血栓。

研究目的:

(1)通过在房颤伴或不伴心力衰竭患者中测定血清地高辛浓度完成探索应用地高辛与死亡率之间关系的研究。

(2)评估阿哌沙班或华法林在服用或不服用地高辛患者中的有效性和安全性。

本研究的特点:

(1)详细而系统地评估伴随药物包括地高辛对预后的影响。

(2)两种分析方法,基线水平的地高辛用药比率及新的地高辛使用率。

(3)测定基线水平的地高辛浓度。

(4)全面的共变量调整,包括生物标志物水平(NT-proBNP、Troponin、GDF-15)。

基线地高辛使用率:

(1)使用倾向权重 COX 模型,比较基线用地高辛和不用地高辛的死亡率。

(2)倾向性模型包括社会人口统计学特征、病史、生命体征、伴随的治疗药物、实验室指标和生物标志物。

(3)多变量调整后,基线地高辛浓度和死亡率的关系。

研究中开始应用地高辛的比率:

风险模型匹配用于确定每位患者开始启用地高辛治疗的控制率(3:1)。

配对试验建立在时间依赖的倾向性得分的基础上,包括基线和基线后的打分,配对研究之前联合变量的测定。

基线水平的共变量在随访过程中被更新;配对研究是在局部地区、有临床设置条件和存在心力衰竭状态下完成的。基线水平的地高辛浓度与死亡率之间没有统计学差异($P=0.191$)。

校正后的血清地高辛浓度与死亡率之间有显著统计学差异($P=0.001$),新近应用地高辛者的基线特征与对照组相比无统计学差异,两组的生物标志物以及抗心律失常药物无统计学差异。为期 24 个月的研究表明,新近应用地高辛者的死亡率明显高于对照组($P<0.001$)。

新近应用地高辛的患者无论有无心力衰竭,其死亡率都显著高于对照组($P<0.01$)。新近应用地高辛的患者猝死率也明显高于对照组($P<0.001$)。基线水平无论是否应用地高辛,阿哌沙班组的卒中/血栓、全因死亡率以及大出血发生率都显著低于华法林。

结论:

目前服用华法林的房颤患者,死亡率与血清地高辛浓度独立相关,血清地高辛浓度≥1.2ng/ml 者的死亡率最高;初始应用地高辛的房颤患者,无论是否存在心力衰竭都与高死亡率独立相关;无论患者是否应用地高辛,阿哌沙班的临床获益都优于华法林。

临床启示:

(1)目前缺乏有关地高辛有效性和安全性的临床试验数据,但总体上看,不应该给房颤患者处方地高辛,特别是在能用其他治疗措施缓解其症状的情况下。

(2)已经服用地高辛的房颤患者,监测血清地高辛浓度非常重要,其血清浓度最好<1.2ng/ml。

(北京安贞医院急诊中心 李艳芳 解放军总医院南楼 胡亦新)

三、调脂治疗研究进展

(一)2017ACC FOURIER 试验:evolocumab 联合他汀治疗减少心血管事件

令人翘首以盼的 FOURIER 试验结果公布,前蛋白转化酶枯草杆菌蛋白酶 kexin 9 型(PCSK9)抑制剂 evolocumab(Repatha,Amgen)能够显著降低 LDL-C 水平,此外还能降低主要心血管事件风险。

FOURIER 研究在 49 个国家 1272 个研究中心纳入 27 564 例受试者(75% 为男性,平均年龄 63 岁),基线人群平均 LDL-C 水平≥70mg/dl(平均 92mg/dl),随机接受 evolocumab 140mg 每 2 周 1 次或 420mg 每月 1 次皮下注射($n=13\ 784$)或安慰剂治疗($n=13\ 780$)。平均随访时间为 2.2 年。

结果显示,evolocumab 可使 LDL-C 从基线人群中位数 92 mg/dl 降至 30mg/dl,下降 59%,而安慰剂组 LDL-C 水平基本无变化。此外,治疗组中有 87% 的患者 LDL-C 降至 70mg/dl 以下,42% 的患者降幅<25mg/dl。

evolocumab 组和安慰剂组主要复合终点事件的发生率分别为 9.8% 和 11.3%(HR 0.85,95% CI 0.79~0.92),evolocumab 组终点事件发生风险随着治疗时间的延长而逐年降低,随访 22 个月的复合终点事件风险降低 15%。两组之间关键次要终点事件的发生率分别为 5.9% 和 7.4%(HR 0.8,95% CI 0.73~0.88),事件发生风险降低百分数绝对值从 16% 升至 25%。亚组分析发现与安慰剂对照组患者相比,evolocumab 治疗组患者非致死性心肌梗死($P<0.001$)、卒中($P=0.01$)及冠状动脉血运重建($P<0.001$)风险均显著降低。但两组之间全因死亡率和心血管

死亡率无显著性差异。这些结果在所有 LDL-C 亚组（最高基线水平 126mg/dl 和最低基线水平 74mg/dl）中均一致。

在评估安全性时，两组之间唯一存在的治疗相关不良事件是注射部位反应，尽管在两组患者中发生率都很低，但在接受 evolocumab 治疗的患者中更常见（2.1% vs 1.6%）。此外，实验室结果显示 0.3% 患者体内产生结合抗体，但无患者产生中和抗体。另一开放标签的拓展试验计划纳入 6000 名 FOURIER 试验参与者以评估该试验的长期安全问题。

支持"低密度脂蛋白（LDL）假说"

有专家认为，虽然 FOURIER 研究证实将 LDL 水平降至很低的水平（0.78mmol/L）是安全的。但并未观察到 evolocumab 对心血管死亡率的影响，因此，应该探索性的看待其他结果的 P 值。但 Sabatine 教授认为，在过去的 10 年里，没有一个试验——将强化降脂治疗与中、高强度他汀类药物治疗进行比较时——结果提示能够显著降低心血管死亡风险。此外，在 FOURIER 研究中，随着时间推移，降低 LDL-C 所带来的临床获益逐渐显现。致命或非致命性心肌梗死和卒中风险降低百分比绝对值由第 1 年的 19% 升高至随访末的 33%。这与既往已有的他汀试验结果一致。这些结果表明将动脉粥样硬化性心血管病（ASCVD）患者的 LDLD-C 降至目前的靶点以下仍能使其获益。

撼动指南？

Nissen 教授认为 FOURIER 研究的结果意义重大，也是他所期待的。心血管死亡、卒中及心肌梗死硬终点尽管被列为次要终点，但在他看来却更为重要。"我们关注的是不可撤销事件，复合关键次要终点事件减少 20% 着实令人印象深刻。该研究的试验时间相对较短，事件发生率降低却如此迅速，这非常重要。同时我们也看到 LDL 绝对值降低所带来的获益。在 2013 年，ACC/AHA 血脂指南侧重于降脂药物的剂量强度而不是 LDL 水平。但之后的许多已发布的研究，包括此次的 FOURIER 试验，都认为关注 LDL 降低的绝对值同样重要。因此,这一结果撼动了 2013 年 ACC/AHA 血脂预防指南。"

(唐山工人医院　高夏青　北京安贞医院急诊中心　张新勇)

(二)2017ACC 对 FOURIER 研究的 10 个思考

2017 ACC 开幕式之后公布了 FOURIER 试验结果,其研究者提出了简单而又重要的问题:用 PCSK9 抑制剂 evolocumab 降低 LDL 会导致更好的结局吗? 如果是,好多少? 美国心在线记者黛博拉为此写了一篇 10 个思考的优秀报道。

(1)首先,收益递减定律是心血管领域发展的最大障碍。对此既有好消息,也有坏消息。好消息是医疗背景和介入技术给人以深刻印象;坏消息是人类不可能永生,因此,任何新的治疗技术难以做出好和更好的结论。

(2)研究者完成的这一试验结果可喜可贺。FOURIER 试验入选了 13 700 例患者,随机分为两组,为做出是否将 PCSK9 抑制剂添加到血管疾病患者基础治疗的决定提供了高质量的临床证据。

(3)evolocumab 减少了非致死性心血管事件,可以强化LDL-C 作为心脏疾病转归标志的理念。回顾 2013 ACC/AHA 取消滴定药物将 LDL 降至较低水平,至今存有争议,因为这一代医生们接受的教育理念是:较低的 LDL-C 水平更好。FOURIER 的结果维护了反对治疗风险理念的观点。可能会将降低 LDL-C 带来更大获益的理念落实到临床实践。

(4)FOURIER 的基线特征显著,以白种人为主,平均年龄 62 岁。其中 1/3 服用中等强度他汀类,2/3 服用高强度他汀类,这种情况可能会影响到研究结果,因为服用高强度他汀类百分比较高可能会削弱小剂量 evolocumab 的作用。

(5)evolocumab 导致 LDL-C 显著和持续降低,从 92mg/dl 降至 30mg/dl,其中 42% 的患者 LDL-C 维持在 25mg/dl 以下。但

研究者同时看到,药物没有导致糖尿病、白内障或认知功能障碍的不良作用。但平均随访 26 个月时间不够长,如果寿命延长十几年或更久,胆固醇还会保持低水平而不影响生活质量吗?

(6)evolocumab 减少了主要和次要终点事件。但绝对风险降低为 1.5%,即需要 74 例患者使用 evolocumab 来预防 1 例心血管死亡、心肌梗死或卒中。

(7)evolocumab 的获益主要在于预防非致死性事件:卒中降低 0.4%,心肌梗死降低 1.2%,冠状动脉血运重建降低 1.5%。

(8)evolocumab 没有减少心血管死亡或全因死亡,甚至没有改善的趋势,这一点值得重视。

(9)需要指出的是,FOURIER 试验的随访时间不够,上面的 K-M 曲线在主要和次要终点上随时间而分离,这在生物学上是有意义的,因为暴露于低水平 LDL-C 的获益会随时间而累积,但潜在的副作用如对糖尿病和认知功能的影响也可能会随时间而累积。FOURIER 研究参试者的平均年龄 63 岁,相对比较年轻,生命之路还很长,LDL-C 的降低不仅仅是 2 年的建议,心脏和血管也不是身体仅有的重要部位,因此需要评估药物的远期影响。

(10)目前,公司还不能以现有的价格给个人或医疗保健系统提供 PCSK9 抑制剂。如果医疗模式是为价值付费,降低非致死性事件 1%～2% 是值得的。虽然每年花费数千美元的药费对药物成本来说不一定值,但我们不需要复杂的建模研究来说明必须降低这种药物的成本。

(北京安贞医院急诊中心　李艳芳　山西省心血管病医院郭彦青)

(三)预防心血管疾病:Lp(a)和载脂蛋白 A-1

Lp(a)是心脏病中的一个神秘的实体,我们都在测量它,却不知道如何去治疗。2017 ACC 会议上,Boerge G Nordestgaard 博士(哥本哈根大学医院,丹麦)在其研究报告中提出,Lp(a)具有促

动脉硬化作用,但过去的 20 年,人们却未能发现有效降低 Lp(a)
的药物。

　　Lp(a)通过 LDL-C 沉积促动脉粥样硬化、促心肌梗死以及主
动脉瓣钙化导致的瓣膜狭窄和心脏衰竭,但 Lp(a)也有促纤溶抑
制血栓形成的作用。因此,并非所有 Lp(a)的影响都是有害的,它
对身体的保护作用,主要包括对出凝血系统的影响和促进伤口愈
合。PCSK9 抑制剂 evolocumab 在降低 Lp(a)上取得了较好的效
果。在一项入选了 1300 例患者的 2 期临床试验中,采用 evolocu-
umab 治疗 12 周的汇总分析显示,每月 2 次、每次 140mg 和每月
1 次 420mg 注射,使 Lp(a)分别降低 29.5% 和 24.5%,曲线没有
出现高原效应。一项前瞻性队列研究表明,高 Lp(a)的患者具有
遗传测试的必要性。家族性高脂血症(FH)的存在显著增加随年
龄增长的心肌梗死风险,特别是在 Lp(a)水平超过 50mg/dl 的人
群。这项研究证实,应在这些患者中进行基因检测,以便进行适
当的风险评估。有关三酰甘油相关风险的治疗和遗传学观察研
究,Daniel Gaudet 博士(蒙特利尔大学,魁北克)认为:几个三酰甘
油基因的表达受到 BMI 条件影响。所以医生认为患者需要减重。
高三酰甘油的心血管风险并不是线性的,对于三酰甘油血浆水平
的评估并不限于 CHD[考虑胰腺炎时,Lp(a)水平高于 1000mg/
dl],测定餐后三酰甘油水平通常比空腹水平对临床评估风险更有
帮助。John Kastelein 博士(阿姆斯特丹大学,荷兰)观察了意大
利人群载脂蛋白 A-1(apoA-1)米兰诺携带者 1979 人,发现这些人
的寿命更长。他们 apoA-1 的 R173 上出现罕见的突变,导致三
酰甘油水平降低,但三酰甘油与心脏病之间的关系,至今存有
争议。

　　2003 年曾有研究曾提示,通过输注 apoA-1 米兰诺可逆转动
脉粥样硬化斑块,经血管内超声测量发现斑块从基线变化缩小
4.2%。因近期 apoA-1 米兰诺的研究数据不太理想,医药公司已
停止研发 MDCO-216,现仍有野生型产品在研发之中,但与

apoA-1 米兰诺的结构和功能有所不同。

（北京安贞医院急诊中心　李艳芳　张慧敏　高玉龙）

（四）2017ACC SPIRE 试验：免疫反应使
PCSK9 抑制剂 bococizumab 受挫

美国辉瑞公司生产的 PCSK9 抑制剂 bococizumab 在 SPIRE 1 和 SPIRE 2 两项研究中的主要试验数据表明，试验中有高比例的患者产生了抗药抗体，显著削弱了降低 LDL 带来的有益作用。

Sue Hughes 教授对认为，PCSK9 抑制剂 alirocumab 最新分析数据提示，免疫原性并不是这类药物的问题，而可能是其中某个药物的问题。抗体形成和 LDL-C 降低作用的数据来源于 bococizumab 的 6 个试验，共纳入 4300 例患者，以及 SPIRE 1 和 SPIRE 2 两项研究。研究结果在 2017 ACC 发布的同时，在线发表在《新英格兰医学杂志》。在辉瑞公司做出停止生产 bococizumab 之后，SPIRE 1 和 SPIRE 2 两项试验停止了后期研究。本研究结果在线发表在《新英格兰医学杂志》之前，得到了 alirocumab 新的试验数据，应用 evolocumab 的患者，抗药抗体发生率仅 5%，中和抗体发生率 1.3%，免疫原性发生率较低，这些数据为 bococizumab 得出确切可靠的试验结论提供了帮助。PCSK9 抑制剂 bococizumab 和其他两种药物之间存有差异的部分原因可能是其采用了鼠科的单克隆抗体，而 alirocumab 和 evolocumab 两种 PCSK9 抑制剂完全采用人的单克隆抗体。

SPIRE-2 试验中使用的 bococizumab 降低了基线水平LDL-C较高（>100 mg/dl）患者的心血管事件，平均随访 12 个月，风险比为 0.79（$P=0.02$）。但 SPIRE-1 试验中药物对心血管事件没有影响（$HR\,0.99, P=0.94$），可能与其对基线 LDL-C 水平较低（>70mg/dl）的患者随访时间较短，平均仅有 7 个月有关。bococizumab 研究中，近一半（48%）患者产生了抗药抗体，29%产生了中和抗体,这大大地减弱了某些患者随时间推移降低的 LDL-C 水平,说明应用 bococizumab 降低 LDL-C 存在广泛的变异性。SPIRE 1 和 SPIRE 2 两项试验的主要研究者以及 bococizumab 两篇论文的主要作者,哈佛大学医学院的 Paul Ridker 博士对美国心在线评论说:尽管产生抗药抗体,但 bococizumab 在高危和高 LDL-C 水平人群显著降低心血管事件达 21%。本试验数据强有力地支持了这种理念:最大限度的降低 LDL-C 就会得到最大的获益,降低 LDL-C 就会降低事件发生率。

　　研究者从试验数据发现,在没有抗药抗体的人群中,LDL 对药物的反应性存在广泛的个体差异,这对 evolocumab 和 alirocumab 来说是否真实有待进一步确定,这种个体差异对治疗将会产生影响。有关 alirocumab 抗药抗体的最新研究数据来自依莱罗斯博士的团队。他们认为,PCSK9 单克隆抗体是近 30 年中脂质研究的重要进步,但没有必要让更多的人去观察这类药物的免疫原性。他们分析了 alirocumab 的 10 个试验,共纳入 4747 例患者,其中 3039 例接受了活性药物治疗。结果提示,使用 alirocumab 的患者抗药抗体检出率为 5.1%,对照组患者为 1.0%。alirocumab 组患者持续抗药抗体(超过 12 周用药的两个或更多的连续样本)的检出率为 1.4%,对照组为 0.2%;alirocumab 组的中和抗体检出率为 1.3%。抗药抗体可产生在外源蛋白的任何部分,虽不会干扰抗药抗体与靶点的结合,但中和抗体可结合到药物与靶点交互作用的结合点上,因此有妨碍药物发挥作用的可能性。来自 alirocumab 试验具有中和抗体患者的最新数据表明,低的 LDL 水平可在用药后维持一段时间,注射点不良反应在产生抗药抗体的患者比较常见。alirocumab 研究中检出的抗体效价与在 bococizumab 研究中检出的效价相比更低,但这两种药物的抗体效价都不足以高到对降低 LDL 产生任何有意义的影响。LDL 的降低水平在有或无抗药抗体的患者是相似的,无论这种抗体是短暂的、持续的,还是中和的。

　　研究数据还提示，alirocumab 组检出的抗体对降低 LDL 没有影响，但由于入组患者数量较少，需等待更大的临床试验结果提供支持。bococizumab 形成的抗药抗体可能有减轻降低 LDL-C 水平的作用。然而，这些数据来自抗药抗体的小样本人群，因此需要进一步监测免疫原性（抗体形成、对胆固醇水平以及对心血管预后的影响）。evolocumab 与 alirocumab 相比似乎免疫原性更低。在 FOURIER 试验中，evolocumab 似乎完全没有免疫原性的问题。LDL 的降低持续 26 个月，曲线平坦，没有减弱的趋势，也没有中和抗体。研究中使用了非常敏感的检测方法来寻找 FDA 建议的抗体，但对照组抗体检出率仅为 1%（假阳性），表明检测方法很敏感。不同的药物需使用不同的检测手段，但不要在它们之间进行比较。

　　bococizumab 的研究数据不应成为阻止其他部分源自鼠科 PCSK9 抑制剂的研发。现有 PCSK9 抑制剂，仅有一点免疫原性，且具有价格竞争力，应该是可行的。但 bococizumab 存在特殊的问题，鼠蛋白有可能定位在药物最重要的位点，结合在 PCSK9 的可变区域，从而使形成的药物抗体干扰药物的治疗作用。这一点有可能是 SPIRE 试验受挫的关键所在。

（北京安贞医院急诊中心　李艳芳　解放军 306 医院　曾　源）

四、心房颤动及瓣膜病相关研究进展

(一)2017ACC 对 SURTAVI 试验的解读

2017 ACC 公布的中等风险的患者经皮主动脉瓣置换与外科主动脉瓣置换的比较(SURTAVI)试验结果达到了非劣效终点,这项前瞻性随机试验显示在具有中等风险的严重主动脉瓣狭窄患者经导管主动脉瓣置换(TAVR)可以与外科手术相媲美。研究纳入 1746 例中等风险的患者(平均年龄 79.8 岁),但风险程度低于 PARTNER 2A 入选的患者(平均预测的死亡率是 5.8% 与 4.4%)。试验应用了美敦力的第一代 Core Valve 以及新的 Evolut R 生物瓣膜,一级终点是术后 24 个月的全因死亡或致残性卒中,TAVR 组是 12.6%,外科手术组是 14%(非劣效性后概率的贝叶斯分析>0.999),两组之间无统计学差异。指南已对瓣膜植入的中等风险进行了更新,TAVR 的证据等级目前是 Ⅱa,但这一数据需要进一步更新,应该定为 1 级的证据等级。本研究结果进一步验证了 2016 ACC 报告的 PARTNER 2A 的试验数据。

2016 年的研究结果显示,TAVR 组使用的 SAPIEN XT 瓣膜没有劣效性。但研究数据还不够给力,尽管 2 年的致残性卒中发生率在 TAVR 组高于外科手术组(2.65% 与 4.5%),但 TAVR 宣布的统计学结果显示总的获益超越了外科手术,主要研究者 Reardon 博士说,两组的 30d 存活率良好,术后 4 个月死亡曲线平坦接近零,所有患者存活。SURTAVI 试验取得了任何随机对照试验都不可比拟的最好结果。TAVR 组和外科手术组在临床上双双取得了好成绩,两年的全因死亡率分别为 11.4% 与 11.6%。但 TAVR 在 30d 内新置入起搏器是外科的 4 倍(25.9% 与 6.6%)。如果加上基线水平已经置入起搏器的人数,TAVR 组的置入率是 29%,属于较高的置入率,可能大多数人难以接受。

本试验中,有 16% 的患者需要较先前的 Core Valve 更精准地植入瓣膜,这组患者起搏器置入率显著降低。目前需要得到本试验和其他试验的长期随访数据,以对术后可能存活 12～15 年的患者做出置入起搏器的成本及预期寿命等事项的合理评估。

（北京安贞医院急诊中心　李艳芳　中国医学科学院阜外医院　曹芳芳）

（二）2017ACC RE-CIRCUIT 试验:房颤消融患者使用达比加群酯减少大出血

2017 ACC 发布了 RE-CIRCUIT 试验结果,与华法林相比,达比加群酯大出血发生率显著减少。这是首次大型随机临床试验对这两种药物进行比较。文章同步在线发表在《新英格兰医学杂志》。

研究入选了 600 多例患者,肺静脉射频消融前 4～8 周随机分为达比加群酯组和华法林组,治疗持续至术后 8 周,评估达比加群酯与华法林在围术期不间断抗凝治疗对事件发生率的影响。因房颤行射频消融的患者接受新型抗凝药达比加群酯治疗发生大出血 5 例(1.6%),华法林治疗组 22 例(6.9%),两组之间有统计学差异($P<0.001$)。达比加群酯的另一个优势是如果出现不能控制的大出血,逆转剂 idarucizumab 会确保安全。

房颤射频消融主要依靠华法林或 Xa 抑制剂,如利伐沙班、阿哌沙班或依度沙班。患者存在房颤,内科医生会常规给予抗凝治疗,患者是新发房颤,医生可能会安排射频消融治疗。

房颤的导管射频消融,经典做法是不间断口服华法林或停用华法林改为口服新型抗凝药,但在术前再转换为华法林太烦琐。

连续应用新型口服抗凝剂存在威胁生命的出血风险。但在 VENTURE-AF 临床试验中随机入组因房颤行射频消融的 248 例患者中,连续应用利伐沙班或连续应用华法林的结果提示,连续应用新型口服抗凝药是可行的。

RE-CIRCUIT 试验的目的是研究不间断使用达比加群酯与不间断使用华法林在射频消融患者的安全性和有效性。

2015 年 4 月至 2016 年 6 月,本试验在 11 个国家的 104 个医疗点随机入选了 678 例有阵发性或持续性房颤计划行导管射频消融的患者,其中 317 例服用达比加群酯 150mg,每日 2 次;318 例服用华法林,维持 INR 在 2.0～3.0。两组的基线特征相似,平均年龄 59 岁,大多数是(68%)阵发性房颤,CHA2DS2-VASc 打分 2 分以上。1/4 的患者服用新型口服抗凝药,其中达比加群酯占 12%,利伐沙班 9%,阿哌沙班 7%,依度沙班＜1%。研究期间华法林组患者 INR 达标率为 66%。与不间断服用华法林相比,不间断服用达比加群酯的患者大出血发生率显著降低(相对风险降低 77.2%)。达比加群酯组有 5 例患者出现大出血事件,其中心脏压塞 1 例、心包渗出 1 例、腹股沟出血 2 例、胃肠道出血 1 例。华法林组有 23 例出现大出血事件,其中心脏压塞 6 例、腹股沟出血 2 例、腹股沟血肿 8 例、胃肠道出血 2 例、颅内出血 2 例、假性动脉瘤 1 例、血肿 2 例。每组有 18% 的患者出现小出血事件,无 1 例卒中。但华法林组有 1 例短暂性脑缺血发作(TIA)。两组均无死亡事件发生。

房颤消融中出现卒中是一个可怕的事情,而心脏压塞是操作过程中最常见的死亡原因,本研究显示,在操作过程中不间断应用达比加群酯,卒中风险是非常低的。

华法林是一种非常挑剔的药物,服用的患者必须注意饮食结构和同时联用的其他药物,由于这个原因,只有 66% 的患者在服药过程中的 INR 保持在治疗范围内。因此,应用达比加群酯是一个很好的治疗策略,因为它有相应的解药,医生能够控制出血,保障患者的安全。

（北京安贞医院急诊中心　李艳芳　王春梅　北京清华长庚医院　李海滨）

(三)2017ACC TAVR 亚临床小叶血栓形成风险高于 SAVR

2017 年 ACC 公布了 Raj Makkar 团队基于 RESOLVE 和 SAVORY 注册研究的外科和经导管主动脉瓣置换(SAVR 和 TAVR)生物瓣亚临床血栓形成的观察性研究结果。结果表明,TAVR 亚临床小叶血栓形成的发生率和严重程度高于 SAVR。口服抗凝药比双联抗血小板治疗(DAPT)有效。

对 RESOLVE 和 SAVORY 研究中注册的 890 例患者进行 4D 计算机断层扫描(CT),结果发现 SAVR 组(138 例)和 TAVR 组(752 例)亚临床小叶血栓发生率分别为 3.6% 和 13.4%。服用华法林及新型口服抗凝药(NOAC)的患者发生生物瓣亚临床小叶血栓的比例显著低于 DAPT 患者(3.6% vs 14.9%,$P < 0.001$)。

在 58 名亚临床小叶血栓形成并接受 CT 随访的患者中,36 名口服华法林或新型口服抗凝剂(NOACs)3 个月后血栓溶解,而另外 22 名未进行抗凝治疗的患者中有 20 名仍有血栓或有新血栓形成($P < 0.0001$)。中断抗凝药物治疗的 8 名患者中有 4 名再发瓣叶活动减退,持续抗凝治疗的 15 名患者未再出现瓣叶活动减退($P = 0.008$)。

Makkar 博士(洛杉矶雪松西奈医疗中心)认为,该研究结果可以应用到临床实践中的信息是,DAPT 并非十分有效,对于老年且出血风险较高的患者,可以考虑 DAPT 以外的治疗方案。而对于合并症较少而接受 TAVR 治疗的年轻患者,口服抗凝药或许是更重要的选择。

这些数据引发另一问题:瓣膜置换术后是否需要延长抗凝时间。

专家小组成员 Lansky 教授认为这项研究令人印象深刻且非常重要,几年前,亚临床瓣膜血栓作为一个偶然发现开始为人所知,但目前的数据不足以改变抗凝药物在临床实践中的使用。需要更多的类似的临床试验,去探索抗凝药物、NOACs 及华法林等,然后才能知道下一步应该如何做。该研究被同期发表于《柳叶刀》杂志。

　　SAVR 中 CT 的中位时间为 163d，而 TAVR 为 58d。亚临床小叶血栓形成（CT 提示小叶运动幅度减低＞50％）的总发生率为 11.9％，低于之前报道的 13％～40％。根据 TAVR 设备型号的不同，瓣膜活动度减低的发生率为 0～30％，且随着更换次数的增加而上升。

　　研究者 Makkar 认为该研究设计目的并非探索不同瓣膜之间的差异，各个亚组之间的数据量过小，因此无法得出有意义的结论。数年后瓣膜运动减低对瓣膜持久性的影响也不清楚。许多瓣膜运动减低的患者主动脉－瓣膜压差＞20mmHg 或增加超过 10mmHg。但 86％的患者瓣膜压差并未增加。可以推测，这可能会对瓣膜的长期耐久性产生影响，但很难证实。重点是，有血栓形成和无血栓形成的患者卒中发生率无显著性差异（5.7％ vs 2.8％；P＝0.10），但有血栓组患者短暂性脑缺血发作（TIA）发生率（5.7％ vs 0.9％；P＝0.000 5）和复合终点事件（卒中/TIA）的发生率（10.4％ vs 3.4％；P＝0.001）显著升高。但这一发现只能说明血栓和终点事件具有一定相关性，并不能证实因果关系，进一步的评估需要在像 GALILEO 和 ATLANTIS 这种随机对照试验中进行。

　　有专家认为由于该研究纳入患者数目不多，且 SAVR 患者进行 CT 的时间晚于 TAVR 患者，故应该对 TAVR 和 SAVR 之间是否真正有区别持保留态度。

　　目前美国和欧洲指南推荐 DAPT 作为 TAVR 术后标准治疗方案。至于指南是否会被修改，应该由更多临床试验数据来决定。对于哪种患者应该筛查是否合并亚临床小叶血栓形成？相对于老年患者，年轻患者筛查的"门槛"应该降低。比如新发的卒中或短暂性脑缺血发作（TIA）、新发的心力衰竭或瓣膜压差增加，即便增加的幅度很小，也应当想到让患者做 CT。而关于抗凝治疗应当持续多长时间这一问题，研究者认为 3 个月的抗凝治疗时间似乎太短,另一正在进行的临床试验使用 NOACs 治疗 1 年,其结果可能会提供更多的答案。

（唐山工人医院　高夏青　北京安贞医院急诊中心　魏路佳）

（四）2017ACC 主动脉瓣置换术中的脑保护装置相关研究——乐观犹存

2017 年 ACC 会议发布了大型随机对照试验的研究结果,该试验因两种血栓保护装置均无法降低外科主动脉瓣置换术（SAVR）相关的脑梗死（有临床表现或符合影像学诊断）风险而提前终止。然而,这些装置理论上能够捕获由程序释放的潜在栓塞性碎片,进而降低次要终点事件发生的风险。

该研究将已诊断为钙化性主动脉瓣狭窄（AS）准备接受 SAVR 治疗的患者随机分为栓塞保护插管组、EMBOL-X 血管内滤器组及对照组。结果表明,栓塞保护插管（CardioGard Medical）1 周临床或影像学确诊的中枢神经系统（CNS）梗死与对照组相比无显著性差异（OR 1.06,95% CI 0.60～1.87,P＝0.84）,而 EMBOL-X 血管内过滤器（Edwards Life Sciences）梗死发生率与对照组相比亦无显著性差异（OR 1.40,95% CI 0.81～2.40,P＝0.22）。

脑保护装置的使用与 90d 内卒中的发生率降低、脑梗死面积的减少或认知功能障碍发生的减少并无显著相关性。与对照组相比,使用脑保护装置（栓塞保护插管 P＝0.03,EMBOL-X 血管内过滤器 P＝0.07）的患者术后谵妄的发生率显著降低。

该研究纳入 383 名（原计划的 77%）患者后即终止,研究结果中主要终点的差异没有统计学效力。

以谵妄作为终点

有专家认为,谵妄本身是栓塞发生的潜在标志,谵妄发生率的显著降低,是 SAVR 术中使用脑保护装置可预防神经系统不良事件发生的有力证据。尽管总体来说这是一个阴性研究,但阻止栓子碎片进入大脑应该是有益的。

近期的 SENTINEL 试验发现，网状的 Sentinel TCEP(Claret Medical)栓塞保护装置在 TAVR 过程中成功捕获了许多栓子碎片，但显然并未能减少新发脑损伤或保留认知功能。然而在近期 TCT-16 会议发布会上，以及随后 FDA 咨询小组的审查过程中，专家们都认为该研究虽然为阴性结果，却让人更加确信应该捕获 TAVR 过程中的栓子碎片。

Phillips 博士（洛杉矶雪松西奈医疗中心）在谈到对目前 SAVR 试验中谵妄发生率降低这一结果的看法时说："谵妄发生率的降低显然与进入大脑的栓子碎片减少相关，并且，这会对未来的神经认知结果产生影响。"尽管如此，谵妄发生率的降低可能不足以作为推荐使用脑保护装置的依据。还需要更多的研究来证明其安全性和有效性。

主动脉瓣置换患者神经保护研究的主要和次要结果见表 1。

表 1 主动脉瓣置换患者神经保护研究的主要和次要结果

终点事件	CardioGard 装置 ($n=118$), %	对照组 ($n=120$), %	Embol-X 装置 ($n=133$), %	对照组 ($n=132$), %
主要终点 *	32.7	34.8	27.1	34.8
卒中≤7d	5.1	5.8	8.3	6.1
卒中≤3d	3.4	5.0	6.0	5.3
卒中,急性肾损伤,死亡（大约）	21	24	33 ($P=0.08$ vs 对照组)	23
7d 内出现谵妄（大约）	6 ($P=0.03$ vs 对照组)	15	7.5 ($P=0.07$ vs 对照组)	15

* 7d 内无临床或放射学 CNS 梗死。CardioGuard 组谵妄发生率更低，与对照组相比，EMBOL-X 组急性肾损伤（AKI）和心律失常发生率（$P=0.02$；$P<0.01$）显著升高。因此，CardioGuard 装置可能优于 EMBOL-X 装置。Embol-X 装置可能存在安全性问题，安装过程可能导致斑块脱落，而使栓子碎片进入主动脉造成肾脏栓塞

（唐山工人医院　高夏青　北京安贞医院急诊中心　贺晓楠）

五、其他研究进展

(一)2017ACC EINSTEIN CHOICE 试验：
利伐沙班预防 VTE 复发效果更佳

2017 年 ACC 公布的 EINSTEIN CHOICE 试验结果表明，在已完成 6～12 个月抗凝治疗但不确定是否仍需要长期抗凝治疗的静脉血栓栓塞（VTE）患者中，使用利伐沙班（Xarelto，拜耳/扬森制药公司）20mg 或 10mg 继续治疗比阿司匹林更有效的预防 VTE 复发，且不增加出血风险。该研究结果同步发表于《新英格兰医学杂志》。

VTE 患者发病后通常会接受 6～12 个月的抗凝治疗，但部分患者停止抗凝后仍然存在很高的 VTE 复发、心肌梗死或卒中风险。该研究结果提示，临床医师可以放心的使用利伐沙班预防 VTE 复发而不用担心其增加出血风险。

既往研究显示，延长华法林或利伐沙班等抗凝治疗的时间可减少 VTE 复发风险。阿司匹林亦可降低 VTE 复发风险，且与延长抗凝治疗相比，出血风险更低。本研究首次直接对比了利伐沙班和阿司匹林预防 VTE 复发的安全性和有效性。

EINSTEIN CHOICE 试验入选 3396 例已接受 6～12 个月抗凝治疗的 VTE 患者（平均年龄 59 岁，55％为男性）。受试者随机接受 10mg 或 20mg 利伐沙班及 100mg 阿司匹林（每日 1 次）治疗，持续 12 个月。

研究结果表明（中位随访时间为 351d），利伐沙班组的复发性 VTE（主要终点）发生率均明显低于阿司匹林组。利伐沙班组的次要复合终点事件（复发性 VTE、心肌梗死、缺血性卒中及系统性栓塞）发生率也显著降低。

各组之间主要出血事件发生率无显著性差异,利伐沙班20mg组、10mg组及阿司匹林组主要出血事件发生率分别为0.5%、0.4%及0.3%。利伐沙班20mg组每治疗33人、10mg组每治疗30人(持续12个月)可预防1例致死或非致死性VTE事件发生且不增加出血风险(见表2)。

表2　EINSTEIN CHOICE:主要终点事件

终点事件	利伐沙班20mg(%)	利伐沙班10mg(%)	阿司匹林(%)	HR,利伐沙班 20mg vs 阿司匹林	HR,利伐沙班 10mg vs 阿司匹林
复发性VTE	1.5	1.2	4.4	0.34 (0.2~0.59)	0.26 (0.14~0.47)
复发性VTE、心肌梗死、缺血性卒中及系统性栓塞	1.7	1.6	5.0	0.34 (0.20~0.57)	0.32 (0.19~0.54)

该试验的受试者比典型VTE患者更加年轻,因此结论可能不适用于高龄患者。试验排除了已明确知道需要延长抗凝的患者,所以低剂量(10mg)利伐沙班是否足以预防此类患者VTE复发仍是未知。研究者计划进行后续研究以进一步明确低剂量利伐沙班是否适用于其他患者人群。本试验的治疗周期是12个月,需要进行其他试验以明确是否需要更长时间的抗凝治疗。

长期低剂量利伐沙班获益的相关证据

在EINSTEIN CHOICE研究中,利伐沙班和阿司匹林都能够降低原发性或继发性VET患者VET复发率。对于VET持续存在或有高危因素(如癌症)的患者,抗凝治疗应该无限期地延长。目前的研究结果表明低剂量利伐沙班延长治疗对继发性VTE有效,可以考虑对出血风险一般且不能再次承受VET复发的患者延长抗凝治疗时间(>3个月)。对于无法承受新型直接口服抗凝剂治疗费用的患者,适当剂量的华法林仍然可以作为 VET 长期二级预防治疗的替代方案。

支持低剂量使用新型口服抗凝药物的临床证据

已于 2012 年发布的 AMPLIFY-EXT 研究,纳入与 EIN-STEIN CHOICE 研究相似的患者群(已经接受 6～12 个月的 VTE 治疗),随机接受阿哌沙班(5mg 或 2.5mg 每日 2 次)或安慰剂治疗 1 年。结果表明与安慰剂组相比,阿哌沙班的两个剂量均降低了复发性 VTE 的风险且不增加出血风险。这两项研究的结果非常一致,均表明低剂量的直接作用抗凝药可用于延长治疗且效果并不劣于高剂量直接作用抗凝药。

抗凝治疗应该持续多长时间? 有数据显示,当患者终止抗凝治疗时,事件发生风险增加。因此应该综合考虑患者 VET 的病因和出血风险对其进行个体化治疗。对于原发性 VET 患者,延长治疗可能是大多数患者的正确选择。抗凝治疗时间长短由 VTE 复发风险和出血风险决定,但许多患者可以终身治疗。对于继发性 VET 患者,以往通常在数月后停止抗凝治疗,但随着抗凝治疗安全性的提高,更多有适应证的患者可选择延长抗凝治疗时间。

AMPLIFY-EXT 研究纳入的主要是原发性 VET 患者,而 EINSTEIN CHOICE 研究纳入患者中有 60％为继发性 VET,这为原发性和继发性 VET 抗凝治疗提供了更多依据。继发性 VET 患者事件发生率为 0.9％～1.4％,主要出血事件发生率为 0.3％～0.5％。血栓事件发生率明显高于主要出血事件发生率,提示我们可以考虑对继发性 VET 患者延长抗凝治疗时间。

在使用哪种药物进行抗凝治疗这一问题上,Raskob 博士认为利伐沙班或阿哌沙班均可选择,基于目前的试验结果,他更倾向于使用低剂量。尽管这些试验并没有显示两种剂量的非劣效性,但试验证实了低剂量抗凝药的临床获益。在高风险的患者中使用高剂量可能更佳。此外,Raskob 强调合并 VET 的癌症患者并没有纳入目前已有的研究中，对于这些复发性 VET 高风险的特殊患者，低分子肝素仍是标准治疗方案。

专家观点

在 EINSTEIN CHOICE 试验中，两个利伐沙班剂量组的复发性 VTE 较阿司匹林组均有减少，这种效果并未受到患者发病原因（已知或未知）的影响。该结果还证实了低剂量利伐沙班在明确病因 VTE 患者中的安全性，专家建议对出血风险不高且很有可能复发的 VET 患者延长抗凝治疗 3 个月。对于无法支付利伐沙班治疗费用的患者，可应用校正剂量的华法林进行二级预防。

（唐山工人医院　高夏青　北京安贞医院急诊中心　赵雪东　郝　鹏）

（二）2017ACC 闭环刺激起搏可减少再发性晕厥

SPAIN 结果研究提示，闭环刺激起搏可有效减少因心脏抑制导致的难治性晕厥患者的复发。

SPAIN 为前瞻性双盲试验，在西班牙和加拿大的 12 个中心招募了 54 名年龄在 40 岁以上的患者，每位参试者在过去 1 年中曾经历了 5 次以上的晕厥（平均 12 次）和至少 2 次（平均 4.5 次）发作。所有患者心电图、颈动脉窦按摩、直立试验和 24h 动态心电图检查均正常，但在倾斜试验中血压和心率均下降，记录到的心跳停止时间为 15s，四分位法的停搏范围在 10～26s。试验中有 8 例患者失访，其余 46 例（47.8% 为男性）提供了可供分析的数据，入选者随机接受 DDD-CLS 起搏或以非心房跟踪模式（DDI 的最低阈值是 30）起搏 12 个月，然后两组交叉治疗 12 个月。如果在 1 个月内有 3 次以上晕厥发作，两组进行早期交叉。

主要终点：晕厥发作次数减少 50% 以上，DDD-CLS 第 1 年晕厥发作次数减少 72.2%，DDI 假起搏组第 2 年减少 27.7%。初始采用假起搏的患者，晕厥发作至少降低 50%，但第 2 年转换到 DDD-CLS 起搏治疗后晕厥发作减少达 100%。DDD-CLS 组全部

46 例患者在起搏治疗过程中仅 4 例（占 8.7%）出现晕厥发作，DDI 组则有 21 例（占 45.65%）出现晕厥发作（$P = 0.000\ 1$）。与闭环起搏相比，DDI 组的晕厥发作风险增加了 8.82 倍。交换治疗后减少了 37%，闭环刺激起搏每治疗 100 例患者可减少 2.7 例发作（$P = 0.000\ 5$）。随机化分组后，DDD-CLS 组首次晕厥复发较 DDI 组显著延长（$P = 0.015\ 8$）。

临床上大多数晕厥患者仅发作过 1 次，但本试验选择了一个非常特殊、多次晕厥发作、平均年龄仅 56 岁的患者群，参试者在 30～40 岁已有因晕厥而急诊就医的病史，研究所得结论意义更大。

研究结果表明，与假起搏相比，双腔起搏闭环刺激（DDD-CLS）的患者晕厥复发减少了近 7 倍。闭环刺激术后首次晕厥复发的时间延长了 3 倍多。闭环刺激起搏检测了晕厥发生前收缩力的变化和对快速房室起搏防止晕厥发作的反应性是一个创新。

美国和欧洲指南并不提倡在年轻患者中使用永久起搏器，仅在年龄 40 岁以上反复发作的难治性晕厥，以及直立倾斜试验中心脏抑制的患者选择起搏治疗，且为 2b 类适应证。

反复发作的难治性晕厥，存在心脏抑制反应，晕厥发作时记录到的最长心脏停搏时间为 30s，非常惊人。虽然只有少数患者的血管迷走性晕厥需起搏治疗，但这是一个巨大的海洋，即使只有 10% 或更少的患者需要起搏治疗，也是一个很大的患者群。对于反复多次发作的顽固性晕厥、又缺乏好的药物治疗的患者，起搏是一个很好的治疗方法。

起搏治疗对患者的帮助颇具戏剧性，但关键是选择合适的患者。

Baron-Esquivias 博士说，本研究结果与其他小型试验结果相似，如果在大型试验中验证，指向可能会改变。来自弗吉尼亚州立大学医学中心的 Ellenbogen 博士说：研究结果令人印象深刻、非常给力，但他质疑提交给急诊科的晕厥病例有多少被研究方案滤过了，由此被误认为是心脏起搏器置入术。

改善心脏抑制反射性晕厥的治疗仍留有空间,心脏病专家并没有将可置入性环状记录仪用于晕厥患者的诊断,也没有将这项研究推荐给患者。而 2017 年的美国指南和 2013 年的欧洲指南已将这项治疗推荐给晕厥患者,但在现实生活和临床实践中应用这项措施的患者很少。

未来,百多力公司将在 6 个国家的 25 个医疗中心招募 128 例倾斜引起心脏抑制性晕厥的患者进行 DDD-CLS 起搏与 ODO 起搏模式的比较试验,结果将于 2020 年揭晓。

这项研究是由西班牙心脏病学会主办,无限制资助来自西班牙百多力公司的 DDD-CLS 程序开发者。

(北京安贞医院急诊中心　李艳芳　吴　瑕　文　勃)

2017 欧洲心脏病学会科学年会(ESC)概述

首都医科大学附属北京安贞医院　　李艳芳

北京清华长庚医院　　张　萍

2017 ESC 于 8 月 26～30 日在西班牙的巴塞罗那隆重召开。来自世界各地 140 多个国家的 3 万多名代表参加了本届大会。ESC 现任主席 Jeroen Bax 主持了大会,大会主席 Stephan Achenbach 介绍了 PCI 40 年的回顾、总结与展望。大会共收到 112 项研究报告,精选了其中 23 个临床和注册研究作为大会主题报告。

多年来,ESC 一直在稳步前行,每年都有令人瞩目的新进展,今年的 ESC 发布了对未来产生重要影响的溶栓试验和植入型体内自动除颤器(ICD)等多个大型临床研究的结果。2017 世界医学在巴塞罗那相聚,引起人们最大关注的亮点是 4 部新指南的发布和新近完成的多项临床试验。

1. STEMI 指南的更新　直接 PCI 首选桡动脉入路以及直接 PCI 优选新一代 DES 由过去的 Ⅱa 类提升为 Ⅰ 类推荐;STEMI 合并多支血管病变推荐完全血运重建由 Ⅲ 类提升为 Ⅱa 类推荐;直接 PCI 不推荐血栓抽吸由 Ⅱa 类降为 Ⅲ 类推荐;比伐卢定抗凝治疗由 Ⅰ 类降为 Ⅱa 类推荐;伊诺肝素抗凝由 Ⅱb 类升为 Ⅱa 类推荐;早期出院由 Ⅱb 类提升为 Ⅱa 类推荐;STEMI 患者常规吸氧方案调整,由 $SaO_2 < 95\%$ 调整为 $SaO_2 < 90\%$;溶栓药物替奈普酶(TNK-tPA):由所有患者相同剂量调整为 ≥75 岁的患者半剂量。

2. 冠心病 DAPT 指南更新　计划行 PCI 应接受 $P2Y_{12}$ 受体抑制剂的"预治疗",由 Ⅱa 类提升为 Ⅰ 类推荐;需要使用质子泵抑制剂(PPI)降低消化道出血的风险由 Ⅱa 类提升为 Ⅰ 类推荐;需要停用 P2Y$_{12}$受体抑制剂的择期外科手术,置入支架的患者至少在 1 个月后进行,仍为Ⅱa 类推荐;择期外科手术前 3d 停用替格瑞洛,仍为Ⅱa 类推荐;如果出血风险高于缺血风险,双联抗栓治疗可以代替三联抗栓治疗由Ⅱb 类提升为Ⅱa 类推荐;口服抗凝药可在 12 个月以后停用抗血小板药物由Ⅱb 类提升为Ⅱa 类推荐;不推荐常规使用血小板功能检测指导治疗,由Ⅱb 类降为Ⅲ类推荐。

3. 心脏瓣膜病指南更新

(1)有症状的主动脉瓣狭窄的干预指征:有症状且合并低心搏量、低跨瓣压差、射血分数下降的患者可以考虑干预,尤其是 CT 钙化评分定义为重度狭窄的患者,证据等级Ⅱb,证据水平 C。

(2)无症状主动脉瓣狭窄的外科手术指征:血清 B 型钠酸肽(BNP)水平显著升高(校正年龄和性别后＞3 倍正常范围),需经反复确认后且排除其他病因,证据等级Ⅱa,证据水平 C。无症状的原发性重度二尖瓣关闭不全的干预指征:射血分数保留(＞60%)且左室收缩末期内径 40～44mm、瓣膜修复后耐久性高、手术风险低及左房增大(面积指数≥60ml/m^2 体表面积)但维持窦性心律的患者可以考虑行外科手术。重度二尖瓣关闭不全、射血分数＞30%的患者行药物治疗后仍有症状,且手术风险低,可考虑行外科手术;若瓣膜条件好可行介入治疗;若射血分数＜30%,需评估患者病情后考虑是否行外科手术或介入治疗。

4. 外周动脉疾病指南更新　　所有患者均应筛查心衰指标(BNP,TTE),证据等级Ⅱa、证据水平 C;稳定的外周动脉疾病(PADs)患者合并其需要抗凝治疗的疾病(如房颤)可单用抗凝药物,证据等级Ⅱa,证据水平 B;颈动脉疾病选择性颈动脉外科手术前应行冠脉造影,证据等级Ⅱb、证据水平 B;对接受冠状动脉旁路移植术(CABG 术)的无症状颈动脉狭窄 70%～99%患者常规行预防性血运重建,证据等级Ⅲ,证据水平 C;肠系膜动脉疾病将 D-二聚体作为排除急性肠系膜缺血的指标,证据等级Ⅱb、B;慢性肠系膜缺血（CMI）时不应延迟再营养化治疗，证据等级Ⅲ、证据水平 C。

5. 炎症　CANTOS 试验是本届大会的最大亮点。研究结果出乎意料，抗炎药 canakinumab 不但显著降低复发的心血管事件（对胆固醇水平没有影响），而且能够显著降低新发肺癌和肺癌的死亡率。CANTOS 试验随机入选了有心肌梗死病史和 hs-CRP 水平＞2mg/L（平均 4.20 mg/L）的患者 10 061 例，分为安慰剂组和 3 个不同剂量的 canakinumab 治疗组（皮下注射），每 3 个月给药 1 次。大多数参试者（66.7%）接受了 PCI 治疗，93.4% 的患者接受了高剂量他汀类药物治疗。胆固醇水平在研究中保持不变，canakinumab 50mg、150mg 和 300mg 组的 hs-CRP 水平分别降低 26%、37% 和 41%，降低幅度明显大于安慰剂组（$P<0.001$）。与 hs-CRP 降低小于平均值相比，大于或等于平均值者 3 个月的主要不良事件风险减少 27%（$P=0.000\ 1$）。

本研究结果进一步肯定了动脉粥样硬化的炎性假说，与新近报道的 PCSK9 抑制剂 evolucumab 的 FOURIER 试验结果相一致。

CANTOS 是个大赢家，因为它作用于动脉硬化的始动环节-炎症反应。但心脏病的下一个真正的突破性治疗可能是远在上游的导管实验室。

6. 心房颤动　心房颤动（房颤）继续成为全世界患者和医疗系统的负担。许多热点研究将阐述心房结构疾病的不同方面。

格罗宁根大学医学中心的 Gelder 教授在本届大会上公布了 RACE-3 试验结果，这是一项前瞻性、随机、开放标签的优效设计研究，入选了 17 个中心的 245 例早期持续性房颤伴心力衰竭的患者，强化上游治疗包括加入醛固酮受体拮抗剂、他汀类药物、限制饮食，咨询医生和心脏康复治疗。随访 1 年的结果显示：强化上游治疗组维持窦性心律的比例明显高于常规治疗组（75% vs 63%，$P=0.021$），强化危险因素控制和生活方式干预可以明显提高窦律维持的比率。

临床上经常见到心力衰竭患者置入 ICD 后平稳前行,不加其他治疗,直到出现房颤(AF)。这些患者心脏储备受损,需要与房室同步的丢失和心动过速抗争,因此治疗很困难,通常会因房颤导致病情急转直下。犹他大学的 Marrouche 博士在大会报告了多中心(48 个)参加的 CASTLE-AF 试验,该研究入选了 420 例收缩期心力衰竭置入 ICD 合并 AF 的患者,AF 患者分为消融或常规治疗两组。这项研究可以改变消融世界的传统理念。这是第 1 个房颤合并心力衰竭以死亡和心力衰竭再住院为主要终点的随机对照试验,平均随访 37.8 个月,与传统治疗相比,导管消融治疗组主要终点事件风险明显降低 38%,全因死亡风险显著降低 47%,心力衰竭再住院风险也降低 44%,研究再次显示导管消融的优势。

7. 预防　降低心脏病发病率和死亡率的最好方法是预防。COMPASS 试验从 33 个国家入选了 27 402 例患者,观察利伐沙班对稳定的冠心病(SCHD)或外周动脉疾病主要心脏不良事件二级预防的作用,主要终点:心源性死亡、卒中及心肌梗死。利伐沙班(2.5 mg,每日 2 次)联合阿司匹林与单用阿司匹林相比明显降低主要终点事件($P < 0.01$),而利伐沙班单药(5 mg,每日 2 次)则无统计学差异。利伐沙班成本比阿司匹林高很多,在临床实践中需要看到利伐沙班有更大的获益才能有利于未来的大规模推广。

血管筛查的目的是预防,预防就要找到病源,在病变导致灾难之前进行治疗。大会上公布了丹麦维堡血管筛查试验(VIVA)为期 15 年的研究结果。VIVA 是一项 RCT,旨在评估筛查(外周动脉疾病、腹主动脉瘤和高血压)和现代血管预防在 50 000 名 65~74 岁男性人群中的益处。

以往的胆固醇酯转移蛋白(CETP)抑制剂均以失败而告终。但 REVEAL 试验中的 anacetrapib 却改写了过去的历史篇章。

2017 年 6 月，默克宣布，CETP 抑制剂 anacetrapib 与安慰剂相比，临床效果达到了主要终点。药物的安全性与以往的研究基本一致。药物累积在脂肪组织发挥作用，提供了 CETP 抑制剂复活的证据。

8. 介入　尽管假手术对照的 Symplicity HTN-3 试验令人失望，但美敦力公司始终没有放弃对难治性高血压肾脏去神经支配的探索。来自德国萨尔兰州、汉堡/萨尔德国大学医院的 Michael B 博士在 ESC 大会报告了 SPYRAL HTN-OFF MED 研究的中期试验结果，未经治疗的轻、中度高血压，经肾脏去神经治疗能够显著降低血压。与假手术组相比，入选的 80 例试验组患者平均 24h 动态收缩压降低 5mmHg，诊室收缩压降低 7.7mmHg，本研究的统计学意义并不给力，但为肾脏去神经治疗的有效性提供了证据。

另一个曾存有争议的介入手术是左心耳（LAA）封堵术。LAACS 是来自丹麦的试验，尝试在择期冠状动脉旁路移植或瓣膜置换手术的患者同时行左心耳封堵手术会减少卒中或腔隙性脑梗死的可能性。LAACS 的新颖之处是患者在手术前后做 MRI 扫描。

新近完成的临床注册试验中，还有一个重要的突破是克利夫兰大学医学中心和凯斯西储大学医学院的研究报告，伴随经导管主动脉瓣置换（TAVR）出现的小叶血栓。2017 年的 ACC 会议上，来自洛杉矶的加利福尼亚大学 Makkar 博士根据 RESOLVE 和 SAVORY 试验结果提出了发人深省、经皮主动脉瓣置换的小叶血栓问题。小叶血栓和瓣膜的寿命对于老年人并不是大问题，但将 TAVR 提供给年轻人时，就需要引起关注。

心脏疾病最有效的干预是饮食。PURE 试验入选了 18 个国家 667 个社区的 13 万多例普通人群。结果发现：多吃果蔬和豆制品可降低死亡风险，但不降低心血管病风险，每天 3～4 份量的获益最大。饮食中的脂肪具有保护作用，而糖类有害。增加饱和脂肪的摄入量,总死亡率降低,但对心血管死亡率无影响;增加糖类的摄入量,死亡率升高。这一结论,对传统理念提出了挑战。

2017 ESC 内容精彩纷呈,带给与会者许多新理念、新技术、新突破,对未来的基础和临床医学的发展起到了积极的推动作用。

一、2017ESC 新指南

(一)2017ESC STEMI 管理指南

随着有关急性心肌梗死诊治新的研究成果出现和临床实践的深入,欧洲心脏病学会(European Society of Cardiology,ESC)对急性 ST 段抬高型心肌梗死(ST segment elevation myocardial infarction,STEMI)诊治指南做出了调整和更新。在 2017 年 ESC 大会召开的首日,颁布了《ESC 急性 ST 段抬高型心肌梗死管理指南》,指南梳理了急性 STEMI 救治的最新循证医学证据,对部分理念和概念进行了修订,从诊断、再灌注策略选择、药物治疗以及并发症处理等诸多方面为 STEMI 指南做出进一步更新。主要更新推荐要点如下:

1. 院前组织管理 建议 STEMI 患者院前管理基于区域网络,并且这些区域网络是专门为快速有效地提供再灌注治疗而建立的,努力使尽可能多的患者得到直接 PCI 治疗(Ⅰ,B)。建议能够行直接 PCI 的中心提供 24/7 的服务,能够无延误进行直接 PCI(Ⅰ,B)。建议将患者转送到具有直接 PCI 能力的中心,并且绕行急诊室和 CCU/ICCU,直接转送到导管室(Ⅰ,B)。建议对急救车团队进行 STEMI 诊断训练,并装备能够识别 STEMI 的设备(必要时应用 ECG 记录器和远程辅助),进行初始治疗,包括必要时溶栓治疗(Ⅰ,C)。建议对所有参与救治 STEMI 患者的医院和 EMS,记录并核查延误时间,以达到和维持 STEMI 救治质量目标(Ⅰ,C)。建议 EMS 绕行非 PCI 中心,转运 STEMI 患者到能进行直接 PCI 的中心(Ⅰ,C)。建议 EMS、急诊科和 CCU/ICCU 制定一个书面的、持续更新的 STEMI 管理协议,最好在区域网络内共享(Ⅰ,C)。建议就诊于非 PCI 中心的患者、为行直接 PCI 或补救 PCI 而等待转运的患者在适当的监护区域(例如急诊科、CCU/ICCU 和过渡监护病房)(Ⅰ,C)。

2. 再灌注策略的选择 如果能够被经验丰富的团队尽快实施(STEMI 诊断 120min 内),直接 PCI 是症状发作 12h 内的 STEMI 患者优先选择的再灌注策略(Ⅰ,A)。经验丰富的团队不仅应包括心血管介入专家,还应包括娴熟的后勤支持人员。关于 PCI 时间延迟到什么程度能抵消相对于溶栓治疗的获益,已经被广泛讨论。但目前仍缺乏同期数据证实 PCI 优于溶栓治疗的时间节点。为简单起见,选择了从诊断 STEMI 到接受 PCI 再灌注治疗(导丝通过 IRA)的绝对时间(120min),而非 PCI 较溶栓延迟的相对时间。如果决定进行溶栓治疗,则目标为从诊断 STEMI 开始 10min 内注射溶栓药物(Ⅰ,A)。

具有持续缺血症状提示心肌梗死,但不合并 ST 段抬高的患者,具有下列指征之一者也推荐选择直接 PCI 策略(Ⅰ,C):血流动力学不稳定或心源性休克、药物不能控制的反复发作胸痛或持续性胸痛、致命的心律失常或心脏停搏、心肌梗死相关的机械并发症、急性心力衰竭、反复发作的 ST 段或 T 波变化(特别是间断的 ST 段抬高)。

对于自发性或者应用硝酸甘油后症状完全缓解、ST 段抬高完全恢复正常的患者(如果没有症状再发或 ST 段抬高)推荐 24h 内早期冠脉造影(Ⅰ,C)。症状发作>12h 的患者,如果存在持续性心肌缺血症状、血流动力学不稳定或致命性心律失常,建议行直接 PCI(Ⅰ,C)。对于延迟就诊患者(症状发作后 12~48h),可考虑常规直接 PCI 策略(Ⅱa,B)。发生 STEMI 48h 后的无症状患者不推荐进行常规 PCI(Ⅲ,A)。

3. 重要时间目标范围 FMC 到 ECG 和诊断 STEMI 的最大时间≤10min,预计从 STEMI 诊断到行直接 PCI(导丝通过)最大延迟时间,直接 PCI 优于溶栓治疗的最大延误时间(如果不能达到此目标,考虑溶栓治疗)≤120min;有条件进行直接 PCI 的中心,STEMI 诊断到导丝通过最大时间≤60min;转运 PCI 的患者,STEMI 诊断到导丝通过最大时间≤90min;不能满足直接 PCI 时间目标而接受溶栓治疗的患者中,STEMI 诊断到溶栓开始的最大延迟时间≤10min;开始溶栓治疗后,对其有效性进行评估的时间(成功或失败)60~90min;从溶栓开始到行冠脉造影的时间(如果溶栓治疗成功)2~24h。

4. 直接 PCI 治疗　有强烈证据支持 ACS 患者行直接 PCI 时,经验丰富的术者选择桡动脉为优选的穿刺途径。直接 PCI 应选择第二代 DES。STEMI 患者如存在多支血管病变时,出院前考虑在非 IRA 病变区域进行血运重建。完全血运重建的最佳时机(即刻还是分期)尚未确定,不对即刻还是择期对多支血管进行 PCI 如何选择进行推荐。推荐在 IRA 行直接 PCI(Ⅰ,A)。直接 PCI 后缺血症状或体征持续存在或好转后再发者,推荐再次行冠脉造影(Ⅰ,C)。

5. 血管径路选择　近年来,一系列研究为直接 PCI 采用桡动脉路径提供了强有力的证据。前期 RIVAL 试验和 RIFLE-STEACS 试验已显示经桡动脉途径的获益。2015 年在 The Lancet 发表的更大规模的 MATRIX 试验共入选 8404 例急性冠脉综合征(acute coronary syndrome,ACS)患者(其中 48% 为 STEMI),结果显示,经桡动脉路径急诊介入治疗不仅能减少穿刺部位出血和血管并发症,还能降低全因死亡率。指南明确建议,对于有经验的术者,优先推荐选择经桡动脉路径(Ⅰ,A)。

6. 支架选择　随着新一代药物洗脱支架(drug-eluting stents,DES)安全性和疗效证据的不断积累,其在心肌梗死患者的优势也日益明确。指南建议,直接 PCI 时应优先选择新一代 DES 以替代 BMS(Ⅰ,A)。

7. STEMI 合并多支血管病变可推荐完全血运重建　接受 PCI 的 STEMI 患者合并多支血管病变(multivessel disease,MVD)比例高达 30%~50%,MVD 患者对比单支血管病变患者不良心血管事件(major adverse cardiovascular events,MACE)发生率大大升高。指南推荐 STEMI 合并多支病变的患者可同期或在出院前处理非 IRA(Ⅱa,A)。对于合并心源性休克的患者可同期干预非 IRA(Ⅱa,C)。

8. **直接 PCI 不推荐常规血栓抽吸**　近期发表于 *Circulation* 的基于 TAPAS、TASTE 和 TOTAL 试验的所有19 047名患者的荟萃分析表明,常规血栓抽吸与仅直接 PCI 相比较,心血管死亡、卒中或 TIA、再发心肌梗死、支架内血栓、心力衰竭或靶血管再次血运重建率均没有明显变化。但对于高血栓负荷(TIMI 血栓分级≥3)的亚组分析表明,血栓抽吸可降低心血管死亡率,但卒中发生率增加。基于现有临床研究证据,2017ESC STEMI 管理指南推荐血栓抽吸在 STEMI 患者直接 PCI 中的应用建议如下:不推荐直接 PCI 前进行常规冠状动脉内手动血栓抽吸(Ⅲ,A)。但是对经过选择的患者(如血栓负荷较重、支架内血栓),可应用手动或机械血栓抽吸,或将其作为应急使用(Ⅱb,C)。

9. 如果 IRA 不能进行 PCI,患者存在持续缺血症状和大面积心肌损伤可以考虑行 CABG(Ⅱa,C)。

10. **抗血小板治疗**　若无禁忌证(例如高出血风险),推荐在 PCI 术前(至少在术时)应用一种 $P2Y_{12}$ 抑制剂(普拉格雷或替格瑞洛),如果这两种 $P2Y_{12}$ 抑制剂无法获得,可以应用氯吡格雷(Ⅰ,A)。所有没有禁忌证的患者建议立即给予阿司匹林(口服;不能吞咽时静脉注射)(Ⅰ,B);如果有证据提示无复流或栓塞并发症,可考虑应用血小板 GP Ⅱb/Ⅲa 抑制剂补救(Ⅱa,C)。未服用 $P2Y_{12}$ 受体抑制剂的患者可考虑使用坎格雷洛(Ⅱb,A)。溶栓患者应用氯吡格雷48h 后,对于备行 PCI 的患者可考虑替换为普拉格雷或替格瑞洛;对于缺血高危的患者可延长应用替格瑞洛至36个月。

11. **抗凝治疗**　所有患者直接 PCI 期间,推荐在抗血小板治疗的基础上应用抗凝(Ⅰ,C)。推荐常规使用 UFH(Ⅰ,C)。对肝素诱导的血小板减少症患者,推荐直接 PCI 期间使用比伐卢定抗凝（Ⅰ,C）。可考虑常规静脉应用依诺肝素（Ⅱa,A）。可考虑常规应用比伐卢定（Ⅱa,A）。不推荐在直接 PCI 期间应用黄达肝葵钠（Ⅲ,B）。

12. 早期出院　由Ⅱb 类推荐提升为Ⅱa 类推荐。

13. 机械循环辅助　不推荐所有心源性休克患者常规使用 IABP（Ⅲ,B）。然而,对于机械并发症导致的血流动力学不稳定或心源性休克患者,应考虑使用 IABP（Ⅱa,C）;对于顽固性休克患者,可以考虑短期使用机械循环支持（如 Impella、ECMO 等）（Ⅱb,C）。

14. STEMI 患者常规吸氧方案调整　STEMI 患者动脉氧分压＜60mmHg 或指脉氧监测氧饱和度（SaO_2）＜90％时予以吸氧（Ⅰ,C）;SaO_2≥90％时予以常规吸氧会增加心肌损伤（Ⅲ,B）。

15. 溶栓治疗　溶栓治疗是不能及时进行直接 PCI 时重要再灌注策略。具有高危风险的患者获益最大,包括老年、症状＜2h。溶栓治疗推荐用于症状发生后 12h 内、当直接 PCI 不能在 STE-MI 诊断后 120min 内进行者,并且没有禁忌证。患者症状出现后达到的时间越晚,就越要考虑转运至行直接 PCI,因为随着离出现症状的时间越晚,溶栓的效果和临床获益更小。在出现溶栓治疗禁忌证时,很重要的是权衡溶栓的利弊（药效 vs 致命性并发症）,并考虑备选方案,如延迟直接 PCI。对于≥75 岁的患者需调整溶栓药物的剂量。

16. 调脂治疗　对于＞1.8mmoL/l（70mg/dl）的患者可不考虑患者的最大他汀耐受剂量,推荐额外的降脂治疗（Ⅱa 类推荐）。

17. 和 2012 年指南相比,今年的新指南设立了两个新章节

（1）非阻塞性冠脉疾病（MINOCA）:MINOCA 是指符合心肌梗死标准、但冠脉造影未见任何血管狭窄＞50％,且无其他特殊原因,这部分患者占 1％～14％。他们可被分为 4 类:①继发于冠脉病变（如斑块破裂、糜烂、冠状动脉夹层等）;②供需失衡（如冠

状动脉痉挛和栓塞);③冠脉内皮功能异常(如微血管痉挛);④与冠脉病变无关(如心肌炎和 Takotsubo 综合征)。该类疾病占 STEMI 患者的 14%,治疗策略与阻塞性冠状动脉疾病不同。最重要的方面是早期识别 MINOCA,进而明确可能的原因(包括心肌炎、冠状动脉痉挛和血栓形成倾向的疾病)。因此,强调谨慎对待这部分患者的预后。

(2)质量监控:指南提出在 STEMI 救治的各个环节对患者的管理进行质量监控,包括医院资质和设施配备、急诊 PCI 的时间、住院期间以及出院以后对患者的各项管理是否完善等等。

(北京安贞医院急诊中心 师树田 王 晓 甄 雷)

(二)2017ESC 瓣膜病管理指南

自 2012 版瓣膜病指南制定以来,新的研究证据不断涌现,特别是在经皮介入治疗和心脏瓣膜病介入治疗时机的危险分层方面的新研究不断出现。2017 ESC/EACTS 实时更新了心脏瓣膜病管理指南,新指南更新内容主要包括:患者评估和风险分层、主动脉瓣疾病、二尖瓣疾病、三尖瓣疾病、联合瓣膜病、人工瓣膜和非心脏手术期间的管理等方面。

1. **患者评估与危险分层** 指南指出需重视精确评估患者的病史、症状和体征,特别是心脏听诊和寻找心力衰竭的指征,对于心脏瓣膜病的诊断和管理均至关重要。

风险分层适用于任何介入治疗措施,评估瓣膜病的介入治疗与疾病预期,作为决策的依据。EuroSCORE Ⅰ 评分高估了术后死亡率,新版指南不再推荐使用 EuroSCORE Ⅰ 评分进行术前的风险评估;而是推荐使用 EuroSCORE Ⅱ 和 STS 评分(http://riskcalc. sts. org/stswebriskcalc/#/)。

2. **主动脉瓣疾病** 对于主动脉瓣关闭不全的评估需要考虑瓣膜形态、反流的机制和严重程度,并且需要仔细评估主动脉扩张程度。指南指出,在主动脉扩张的患者中,主动脉病变的定义和主动脉直径的准确测量对于指导手术的时间和类型至关重要。手术的最强指征是出现症状(自发或运动测试)和(或)LVEF<50％和(或)收缩末期直径>50mm。无症状的主动脉瓣关闭不全患者,需随访其症状进展情况和左室的大小、功能。对于主动脉根部病和重度主动脉瓣关闭不全,指南建议需有心脏团队讨论瓣膜修补术代替瓣膜置换术的可行性;主动脉瓣修复和瓣膜保留主动脉手术应选择经验丰富的中心进行考虑。对于年轻的主动脉根部扩张、三叶主动脉瓣患者也适用瓣膜修补术;外科手术适用于有较大升主动脉直径的主动脉根部病变患者。指南指出,目前对于早期 LV 功能障碍标志物对术后结局的影响尚需要进一步研究。是进行瓣膜更换还是瓣膜修复,决策标准目前并不十分完善,下一步应根据主动脉瘤亚型(部位和形态)对主动脉并发症风险的潜在差异进行研究。

　　对于主动脉瓣狭窄(AS)的严重程度评估,指南指出重度 AS 评估仍存在挑战,存在 AS 患者误分类和过度治疗的问题。严重主动脉瓣狭窄的诊断需要考虑主动脉瓣面积、血流量、压力阶差、心室功能、大小和室壁厚度、瓣膜钙化和血压程度以及功能状态。指南建议对于有症状的 AS 患者,存在低流量、低压力阶差和低射血分数(无血流储备)情况时应及时进行干预,尤其是对于 CT 钙化评分确定的重度 AS 患者;对于无症状的 AS 患者,B 型脑钠肽升高(年龄和性别校正后)大于正常值 3 倍,且重复测量确定为有明确的手术指征;此外,对于静息下心导管检查示肺动脉收缩压大于 60mmHg,需进行手术干预。重度主动脉瓣狭窄的诊断需要考虑主动脉瓣区的反流量、跨瓣压差、心室大小功能、室壁壁厚,瓣膜钙化程度和血压等。在外科主动脉瓣置换(SAVR)与经导管主动脉瓣植入(TAVI)的选择方面,鉴于最新 RCT 和 Meta 研究证据,指南推荐 STS 或 EuroSCORE Ⅱ<4 分、年龄<75 岁、冠状动脉开口过低、瓣环大小/形态或瓣叶形态不适合 TAVI、主动脉或心室血栓、需要同时行 CABG 等因素倾向于 SAVR;而 STS 或

EuroSCORE Ⅱ≥4 分、年龄≥75 岁、既往心脏外科手术史、胸部有放疗史、钙化主动脉、冠状动脉旁路移植术后、胸廓畸形、预期患者－移植物不匹配等因素倾向于 TAVI。尽管目前的数据倾向于在手术风险增加的老年患者中进行 TAVI，但对于是选择 TAVI 还是 SAVR 仍需对患者仔细评估其风险和获益后决定。指南指出，干预的最强指征仍然是主动脉瓣狭窄症状（自发或运动测试）的出现，对于无症状严重主动脉瓣狭窄患者，需早期识别能够在手术中获益的患者。

3. **二尖瓣疾病** 超声心动图对评估二尖瓣关闭不全的病因诊断至关重要，但严重程度仍需综合评估。原发性二尖瓣反流（MR）方面，基于 MR 最新研究证据，新指南建议对于无症状且左室收缩功能保留（左室射血分数 LVEF＞60％，左室收缩末径 40～44mm）、维持窦性心律且存在左心房显著扩大（容量指数≥60ml/m²)的重度原发性 MR，手术风险低、可耐手术者，建议行二尖瓣修复术。当预期结果较好时，二尖瓣修复应该是首选技术。在 LVEF＞30％的有症状患者中需进行外科手术。无症状患者合并 LV 功能障碍[LVESD≥45mm 和（或）LVEF≤60％]推荐手术治疗。继发性 MR 方面，重度 MR 拟行 CABG 治疗且 LVEF＞30％的患者，重度 MR 且 LVEF＜30％、有心肌存活证据并存在血运重建治疗选择的患者均为手术指征。在不考虑血运重建因素情况下，如果接受了最佳药物治疗（包括 CRT）且 LVEF＞30％的重度 MR 患者仍出现症状，外科风险低时考虑手术，外科风险高时可考虑经皮介入治疗，但需经超声心动图评估瓣膜形态学；如果是 LVEF＜30％的重度 MR 患者，则心脏团队需谨慎个体化评估患者特点，考虑是否在应用左室辅助装置前提下行外科或介入手术。

瓣膜条件合适的重度狭窄患者首选经皮二尖瓣分离术（PMC）。对于原发性二尖瓣狭窄，需根据症状和风险分层（心室功能和大小，房颤，肺动脉压，左房大小）来决定是否干预，有症状的患者并发症或风险较高时，推荐 PMC。对于继发性二尖瓣狭窄患者，若需行 CABG 手术，则可考虑外科治疗。首选瓣膜修复术，其次考虑瓣膜置换。

4. **三尖瓣病变** 三尖瓣病变注意区分继发性和原发性三尖瓣关闭不全。三尖瓣反流（TR）的发生率高，尤其是继发性 TR 临床很常见。原发性 TR 需要早期、充分干预，以避免继发性右心室损伤，进而导致不良预后；继发性 TR 要与原发性 TR 区别开来，在进行左心瓣膜手术同时积极处理 TR；对于既往左心瓣膜手术史的患者，拟行孤立 TR 手术治疗时建议深入评估潜在疾病风险、肺循环血流动力学和右心室功能。

5. **多瓣膜病** 同时合并狭窄和关闭不全时，即使二者皆为中度病变，病情评估时仍视为重度。跨瓣压差是重点评估指标。多瓣膜病的管理以最重的瓣膜病变类型为主。

6. **人工瓣膜病** 在瓣膜置换术机械瓣和生物瓣的选择指征方面，新指南建议对＜60 岁的拟置换主动脉瓣，以及＜65 岁拟置换二尖瓣的患者，首选机械瓣膜，同时应当充分考虑患者的预期寿命以及接受再次瓣膜手术的风险，强调机械瓣的高血栓-栓塞风险和长期抗凝治疗的重要性；对于生物瓣，新指南建议对于抗凝治疗不易实施的患者，或者机械瓣置换术后进行规范的长期抗凝治疗后仍出现瓣膜血栓，需要再次手术的患者首选生物瓣；同时，机械瓣和生物瓣的选择不应该过分在意年龄，应该考虑患者自身意愿。

抗栓治疗是瓣膜置换术后管理的重点。机械瓣置换者应终身服用维生素 K 拮抗剂治疗，保证 INR 达标。围术期血栓及出血风险较高，应注意用药和监测。合并冠心病患者可服用阿司匹林。小型手术无须中断抗凝治疗。

7. **非心脏手术患者管理** 有症状的重度主动脉瓣狭窄患者行非心脏手术前应先考虑行主动脉瓣置换术或 TAVI。重度二尖瓣狭窄或肺动脉压＞50mmHg 的患者行非心脏手术前应先考虑行经皮二尖瓣分离术。

8. 妊娠患者管理 重度二尖瓣或主动脉瓣狭窄患者不建议妊娠。行机械瓣置换者(特别是二尖瓣)分娩并发症发生率高,抗凝治疗尤为重要。

（北京安贞医院急诊中心 师树田 郝 问 孙晓冬）

（三）2017ESC 冠心病双联抗血小板治疗指南

2017 年 8 月 26 日,ESC 联合欧洲心胸外科学会(EACTS)发布了冠心病双联抗血小板治疗指南,该指南同时在线发表于《欧洲心脏杂志》(EHJ),并于 ESC 网站同步更新。

双联抗血小板治疗(DAPT)是心血管领域研究广泛又备受争议的话题,因为现有的很多临床研究结果不一致,这也导致学界得出了很多不确定的结论,尤其是 $P2Y_{12}$ 抑制剂策略的优化和最佳治疗时程的问题。新指南的更新不仅提供了 DAPT 用药策略的选择,还对其使用时长、出血风险控制、换药、特殊人群用药等具体的临床问题给出了具体的解决方案,对临床实践具有更好的指导作用。

1. DAPT 获益与风险的评估 新指南首次推荐使用双联抗血小板时长评分系统即 PRECISE-DAPT 评分系统及 DAPT 评分系统来对 DAPT 进行风险评分,并根据得分决定 DAPT 的时程(Ⅱb,A)。评分系统无论对 ACS 还是稳定型心绞痛患者都能适用。PRECISE-DAPT 评分系统使用得分图计算分数:分别标记患者每个临床指标的数值,然后画一条垂直线到得分轴得出每个临床指标(临床指标包括血红蛋白、白细胞、年龄、内生肌酐清除率、出血史)对应的分数,这些分值相加后得到总分数。总分数 ≥25 建议短期 DAPT(即 3～6 个月),总分数 <25 建议标准或长期 DAPT(即 12～24 个月)。DAPT 评分系统,将对应临床指标(临床指标包括年龄、吸烟史、糖尿病、急性心肌梗死、PCI 或陈旧性心肌梗死、支架直径 <3mm、充血性心力衰竭或左室射血分数

＜30％、桥血管内支架）的正值相加后再减去对应年龄的分数即为总分数，总分数≥2 建议长期 DAPT（即 30 个月），总分数＜2 建议标准 DAPT（即 12 个月）。

2. P2Y$_{12}$拮抗剂的选择及使用　新指南进一步强调了替格瑞洛和普拉格雷的地位。ACS 患者不论既往用药方案如何，若无禁忌，均推荐在阿司匹林基础上加用替格瑞洛，即使之前使用阿司匹林加氯吡格雷，也应替换为阿司匹加替格瑞洛（负荷量 180mg，90mg 每日 2 次维持）（Ⅰ，B）。对于行 PCI 的 ACS 患者，除非有高致命性出血风险或其他禁忌，均推荐在阿司匹林基础上加普拉格雷（负荷量 60mg，10mg 每日 1 次维持）；包括既往未使用过 P2Y$_{12}$拮抗剂的 NSTE-ACS 患者和开始选择非手术治疗后又出现 PCI 适应证而急需 PCI 的 STEMI 患者（Ⅰ，B）。对于拟行 PCI 的稳定性冠心病患者，权衡缺血（如高 SYNTAX 评分、支架内血栓病史、植入支架的部位和数量）与出血风险（如 PRECISE-DAPT 评分系统）后，推荐阿司匹林联用替格瑞洛或普拉格雷代替联用氯吡格雷（Ⅱb，C）。对拟行侵入性治疗的 NSTE-ACS 患者，诊断明确后尽快给予替格瑞洛（负荷量 180mg，90mg 每日 2 次维持），不能使用替格瑞洛时予氯吡格雷（负荷量 600mg，75mg 每日 1 次维持）（Ⅱa，C）。

氯吡格雷在以下几种情况下推荐使用：①拟行支架置入的稳定性冠心病患者和不能服用替格瑞洛或普拉格雷的 ACS 患者（包括有颅内出血史和需要口服抗凝药的患者），推荐在阿司匹林基础上加用氯吡格雷（负荷量 600mg，75mg 每日 1 次维持）（Ⅰ，A）。②接受溶栓治疗的 STEMI 患者，推荐在阿司匹林基础上加用氯吡格雷（年龄 75 岁以下，负荷量 300mg，75mg 每日 1 次维持），（Ⅰ，A）。③对可能行 PCI 的稳定性冠心病患者，可考虑予氯吡格雷进行预治疗（Ⅱb，C）。

对于冠状动脉解剖明确且拟行 PCI（包括 STEMI）的患者，术前推荐使用 P2Y$_{12}$拮抗剂进行预治疗（Ⅰ，A）。冠状动脉解剖结构不明的 NSTE-ACS 患者,不推荐使用普拉格雷(Ⅲ,B)。

3. 减少 DAPT 出血风险的策略及出血后处理　新指南在减少 DAPT 出血风险的措施中强调了联用 PPI 的重要性,推荐 DAPT 常规联合使用质子泵抑制剂(PPI)预防消化道出血(Ⅰ,A),另外也推荐经桡动脉行介入手术(Ⅰ,A)以减少出血风险,推荐 DAPT 中阿司匹林每日剂量为 75~100mg(Ⅰ,A),不推荐在择期 PCI 手术前后进行常规血小板功能测试来调整抗血小板策略(Ⅲ,A)。

对接受双联抗血小板治疗伴或不伴有口服抗凝药治疗的患者出现出血并发症进行了更细的分层及非常实用推荐处理办法。根据出血程度分为五大类:微小的出血、轻度出血、中度出血、严重的出血、危及生命的出血。均有量化的诊断标准及规范的处理策略。

对于轻微出血(任何无须药物干预或进一步评估的出血),还应持续 DAPT 治疗;对于小出血(任何需要医疗照顾但无须住院的出血),也应坚持 DAPT 治疗的同时考虑联合 PPI 治疗;对于中度出血[任何出血导致血红蛋白丢失>3g/dl 和(或)需要住院,血流动力学稳定,不会快速进展],对原使用双联疗法的患者可考虑单独使用 $P2Y_{12}$ 抑制剂,对原三联疗法患者则考虑使用氯吡格雷和抗凝药;对于严重出血和危及生命的出血,则应立即停用抗栓药物,并在出血停止后再进行评估,再次用药应优选 $P2Y_{12}$ 抑制剂。

4. $P2Y_{12}$ 拮抗剂换药策略　目前指南推荐的 $P2Y_{12}$ 拮抗剂包括替格瑞洛、普拉格雷和氯吡格雷,其中对前两者的推荐力度更大,但因为可能存在禁忌或对某种药物不能耐受,临床上常存在这三种药物之间的替换。

在急诊情况下,三种药物之间替换均需要在替换时给予新换药物的负荷量。从氯吡格雷替换为替格瑞洛或者普拉格雷,均不需要考虑氯吡格雷的用药时间及剂量,可直接给予替格瑞洛负荷量(180mg)或者普拉格雷负荷量(60mg)后常规剂量维持。而从替格瑞洛或普拉格雷替换为氯吡格雷时,则需要前者用药24h后,在使用氯吡格雷负荷量(600mg)后常规剂量维持。替格瑞洛和普拉格雷之间的替换也遵循间隔上次用药24h,首次剂量使用负荷量后常规剂量维持的规则。

在非急诊情况下三种药物之间的换药,均需要间隔24h,除了将替格瑞洛替换为氯吡格雷或者普拉格雷时需要在首次使用氯吡格雷或普拉格雷时使用负荷量(氯吡格雷600mg,普拉格雷60mg),其他药物之间的互相替换均可直接使用常规维持量。

5. PCI 后的 DAPT 持续时间　指南强调,无论患者置入了哪种金属支架,稳定性冠心病患者 PCI 后的 DAPT 时程都应是1~6 个月,具体时长视出血风险而定;缺血风险高于出血风险的患者可进行较长时间的治疗。但对于置入生物可吸收支架的稳定性冠心病患者,指南推荐 DAPT 时程为 12 个月。

ACS 患者 PCI 后推荐 DAPT 时程是 12 个月;出血高危患者应考虑治疗 6 个月;良好耐受 DAPT 且无出血并发症者考虑延长治疗至 12 个月以上。

6. DAPT 及心脏手术　对于需要进行心脏外科手术的稳定性或不稳定性冠心病患者的双联抗血小板治疗,指南推荐由心脏病诊疗团队来综合评估患者的出血和缺血风险,知道冠状动脉搭桥(CABG)的时间和抗栓治疗方案(Ⅰ,C)。对于正在服用阿司匹林,需要择期行心脏手术的患者,推荐围术期继续口服较低剂量的阿司匹林治疗(Ⅱ,C)。对于正在进行 DAPT 治疗的 PCI 术后又需行心脏手术的患者,建议术后确定安全后继续服用 $P2Y_{12}$ 抑制剂直至完成整个 DAPT 治疗(Ⅰ,C)。对于正在进行 DAPT 治疗的 ACS 又需行心脏手术的患者,建议术后确定安全后立即继续服用 $P2Y_{12}$ 抑制剂直至完成 12 个月的 DAPT 治疗(Ⅰ,C)。对于择期手术患者还应坚持阿司匹林的使用,外科手术前应停用 $P2Y_{12}$ 抑制剂,替格瑞洛应在术前至少 3d 停用,氯吡格雷应在术前至少 5d 停用, 普拉格雷应在术前至少 7d 停用 (Ⅱa, B), 存在高出血风险的行 CABG 的陈旧心肌梗死患者, 术后 6 个月停用 P2Y$_{12}$抑制剂 (Ⅱa, C), 若无出血并发症又存在高缺血风险则考虑进行超过 12 个月甚至长达 36 个月的 DAPT 治疗 (Ⅱb, C)。对于近期接受 P2Y$_{12}$抑制剂治疗的患者, 可考虑用血小板功能试验知道心脏外科手术时间 (Ⅱb, C)。

7. 接受口服抗凝药治疗患者的 DAPT 应用规则　在抗凝的基础上进行 DAPT 会使出血风险增加 2～3 倍。医生应重新评估患者的口服抗凝适应证, 且在明确适应证 (例如房颤、机械瓣或近期复发深静脉血栓或肺栓塞) 之后继续抗凝。评估出血缺血风险可使用 CHA2DS2-VASc, HAS-BLED 等进行风险评估, 调整危险因素。三联抗栓 (DAPT 加口服抗凝) 应尽可能缩短, 限制在 6 个月以内, 最好在 1 个月以内, 或是根据风险评估在患者出院时取消三联治疗, PCI 术后可考虑用口服抗凝药加氯吡格雷代替三联疗法。另外可考虑使用新型口服抗凝药代替维生素 K 抑制剂, 合用阿司匹林时使用低剂量, 并常规使用 PPI 减少出血风险。推荐设定低于常规推荐的目标 INR 值, 以减少出血风险。当利伐沙班与阿司匹林或氯吡格雷联用时, 利伐沙班的剂量应为 15mg 每日 1 次而不是 20mg 每日 1 次 (Ⅱb, B)。不推荐将替格瑞洛或普拉格雷与阿司匹林和口服抗凝药组合作为三联抗栓药。

8. PCI 术后接受择期非心脏外科手术患者的 DAPT 的应用　择期非心脏外科手术需暂停 P2Y$_{12}$抑制剂时, 需评估患者是否具有高缺血的风险特征, 并应该由多学科专家团队来进行术前评估 (Ⅱa, C)。对于近期发生心肌梗死或其他高缺血风险的 DAPT 治疗患者, 最好将外科手术推迟到 6 个月以后 (Ⅱb, C)。如果出血风险可接受, 推荐围术期尽量继续使用阿司匹林, 并在术后尽可能快的恢复抗血小板治疗 (Ⅰ, B)。如果可以在围术期持续服用阿司匹林, 只需停用 P2Y$_{12}$抑制剂, 无论置入何种支架类型, 可考虑在 PCI 术后 1 个月后进行择期外科手术 (Ⅱa, B)。外科手术前应停用 P2Y$_{12}$ 抑制剂,替格瑞洛应在术前至少 3d 停用,氯吡格雷应在术前至少 5d 停用,普拉格雷应在术前至少 7d 停用（Ⅱa,B）。若围术期 DAPT 都需要停止,可考虑使用静脉输注抗血小板药物作为过渡,特别是 PCI 术后 1 个月内就要进行外科手术的患者（Ⅱb,C）,不推荐因择期外科手术,PCI 术后 1 个月就停止 DAPT 治疗（Ⅲ,B）。择期外科术后恢复 DAPT 时间为术后 1~4d。

9. 不同性别与特殊人群的 DAPT 应用调整　指南推荐在男性和女性患者中使用相似的 DAPT 种类和时程（Ⅰ,A）,糖尿病和无糖尿病患者中使用相似的 DAPT 种类和时程（Ⅱa,B）。在治疗期间出现活动性出血并发症的患者,应重新评估 DAPT 的药物种类、剂量和时程（Ⅰ,C）。对于有过支架内血栓形成的患者,尤其无确切原因可循时,应该延长 DAPT 时间（Ⅱa,C）。对于下肢动脉疾病患者患者或接受过复杂 PCI 术的患者,其 DAPT 用药时程也应该考虑延长（Ⅱb,B）。

总而言之,DAPT 新指南针对临床问题给出了更多相对具体的解决方案,更强调的个体化治疗,针对不同的患者如何制定合理的 DAPT 临床治疗方案,在减少出血风险的同时使患者获益最大化,能够更好地指导临床实践。

（北京安贞医院急诊中心　蒋志丽　赵冠棋　范婧尧）

(四)2017ESC 外周动脉疾病诊疗指南

8 月 26 日,在西班牙巴塞罗那举行的 2017ESC 会上发布了 ESC 外周动脉疾病诊治指南,该指南由欧洲心脏病学会及欧洲血管外科学会（ESVS）共同制定,并同期发表在《欧洲心脏病杂志》和 ESC 官网上。

外周动脉疾病（PADs）是指除冠脉及主动脉以外的所有动脉疾病,包括颅外段颈动脉、脊椎段、肠系膜、肾脏、上下肢动脉等。据统计,全世界约有 2 亿 PADs 患者,欧洲约有 4000 万人受到了

PADs 的影响,这增加了欧洲人群的卒中、致残、心脏病及死亡风险。和 2011 年 ESC 外周动脉疾病诊治指南比较,本指南首次将抗栓药物以独立的章节呈现,并对颈动脉疾病患者血运重建做出了重要变更,指南还在新章节中介绍了外周动脉疾病患者合并其他心脏病时的管理方法。虽然外周动脉疾病患者常合并其他心脏病,但是现在并没有特异性的证据,多数是基于专家意见。下面就新指南最核心的推荐意见整理如下。

1. PADs 患者的综合管理

(1)新指南推荐建立多学科血管疾病管理团队,共同为患者制定治疗决策,并加强医生和公众对血管疾病,尤其是脑血管病和下肢动脉疾病的认识(Ⅰ,C)。

(2)强调 PADs 患者药物治疗与非药物干预相结合,改善预后:所有 PADs 患者均应戒烟(Ⅰ,B),选择健康饮食并进行体育锻炼(Ⅰ,C),应服用他汀类药物(Ⅰ,A),使低密度脂蛋白胆固醇(LDL-C)目标值<1.8mmol/L(70mg/dl)。若患者的初始血脂水平为 1.8~3.5mmol/L(70~13mg/dl),目标值应在此基础上降低 50%(Ⅰ,C)。PADs 患者合并糖尿病时,应严格控制血糖(Ⅰ,C)。合并高血压时,血压应控制在<140/90mmHg(Ⅰ,A)。

2. PADs 患者的抗栓治疗 有症状的或者进行过血管再通的 PADs 患者推荐进行长期单药抗血小板治疗(Ⅰ,A),PADs 患者合并房颤时,若 CHA2DS2-VASc 评分≥2 分,推荐口服抗凝药治疗(Ⅰ,A)。

颈动脉疾病抗血小板治疗:对于所有症状性颈动脉疾病患者,推荐长期单独抗血小板药物(阿司匹林或氯吡格雷)治疗(SAPT)(Ⅰ A),颈动脉支架术后建议双联抗血小板治疗(阿司匹林＋氯吡格雷)至少 1 个月(Ⅰ,B),对于颈动脉狭窄程度大于 50% 的无症状患者,出血风险低的情况下应考虑长期抗血小板治疗(通常是低剂量阿司匹林)(Ⅱa C)。

下肢动脉疾病抗血小板治疗:所有血运重建患者均推荐长期

单抗治疗(阿司匹林或氯吡格雷)(Ⅰ,C),腹股沟以下旁路术后推荐单抗治疗(阿司匹林或氯吡格雷)(Ⅰ,A),对于需要进行抗血小板治疗的患者,可优先考虑氯吡格雷,而不是阿司匹林(Ⅱb B),腹股沟以下支架置入术后推荐阿司匹林联合氯吡格雷进行双抗治疗至少1个月(Ⅱa C),膝下人工血管旁路术后可考虑阿司匹林联合氯吡格雷进行双抗治疗(Ⅱb B),不合并其他心血管疾病的无症状 LEAD 不常规推荐抗血小板治疗(Ⅲ,A)。

3. 颈动脉及椎动脉疾病

(1)颅外颈动脉成像:评估颅外颈动脉狭窄的范围和程度时,推荐多普勒超声(DUS)(一线)、CTA 和(或)MRA 检查(Ⅰ,B);拟置入颈动脉支架(CAS)时,DUS 检查后需进一步完善 CTA 或 MRA 检查,评估主动脉弓、颅外和颅内循环情况(Ⅰ,B);拟行颈动脉内膜剥脱术(CEA)时,DUS 检查需与 CTA 或 MRA 联用以评估狭窄程度,或由有经验的超声科医师再次确认(Ⅰ,B)。

(2)颈动脉椎动脉疾病血运重建:颈动脉狭窄 70%～99%且有症状的患者推荐行 CEA(Ⅰ,A)。颈动脉狭窄程度达 50%～99%且有症状的患者,建议在发病 14d 以内行血运重建(Ⅰ,A)。不推荐狭窄程度<50%的患者行血运重建(Ⅲ,A)。对于无症状椎动脉狭窄,无论狭窄的严重程度如何,不建议血运重建(Ⅲ类推荐)。

4. 肠系膜动脉疾病 怀疑急性肠系膜缺血的患者,建议紧急行 CTA 检查(Ⅰ,C)。慢性肠系膜缺血(CMI)管理推荐如下:怀疑 CMI 时,首选 DUS 检查(Ⅰ,C),症状性多支血管病变的 CMI 患者,推荐血运重建(Ⅰ,C),症状性多支血管病变的 CMI 患者,不推荐延迟血运重建,以改善营养状况(Ⅲ,C)。

5. 肾动脉疾病(RAD) 肾动脉疾病检查推荐 DUS(首选)、CTA 及 MRA 诊断 RAD(I,B),不推荐肾显像、ACEI 激发试验前后血清肾素水平及静脉肾素水平用于动脉粥样硬化性 RAD 的筛查(Ⅲ,C)。单侧肾动脉狭窄相关的高血压治疗推荐应用 ACEIs/

ARBs(Ⅰ,B)。高血压相关的 RAD,推荐应用钙通道阻滞剂,β 受体阻滞剂和利尿剂(Ⅰ,C)。动脉粥样硬化继发肾动脉狭窄时不推荐血管重建(Ⅲ,A)。

6. 下肢动脉疾病(LEAD) 推荐 LEAD 患者进行踝肱指数(ABI)测量,ABI 是筛查和诊断 LEAD 首选的无创检查(Ⅰ,C)。在踝动脉不能受压或 ABI>1.4 的情况下,趾臂指数、多普勒波形分析及脉搏强度记录可作为替代检查(Ⅰ,C)。DUS 是确诊 LEAD 病变的首选影像学检查(Ⅰ,C),DUS 和(或)CTA 和(或) MRA 可用于分析 LEAD 病变解剖学特征及指导血运重建(Ⅰ,C),应在联合解剖影像学检查、症状及血流动力学的基础上做出治疗决策(Ⅰ,C)。

针对间歇性跛行患者管理推荐使用他汀类药物,因其可以提高步行距离(Ⅰ,A),推荐间歇性跛行患者进行监督运动训练,当监督训练不可行时,推荐其进行非监督训练(Ⅰ,A)。对于主髂动脉闭塞病变<5cm 的闭塞病变,优选血管内治疗(Ⅰ,C)。股髂动脉闭塞性病变<25cm 时优选血管内治疗(Ⅰ,C),股浅动脉病变≥25cm,在手术风险不高的情况下,若患者自体静脉可取且预期寿命>2 年,建议患者行旁路移植手术(Ⅰ,B),优选自体大隐静脉作为下肢动脉旁路移植手术的桥血管(Ⅰ,A)。

慢性肢体严重缺血(CLTI)时,膝下动脉的血运重建有助于抢救患肢(Ⅰ,C),仍推荐自体大隐静脉作为桥血管(Ⅰ,A)。早期识别 CLTI 组织坏死和(或)感染,及早告知血管疾病诊疗团队有助于抢救患肢(Ⅰ,C)。所有 CLTI 患者均需评估截肢风险(Ⅰ,C),合并糖尿病时,需严格控制血糖水平(Ⅰ,C)。为抢救患肢,如有可能应接受血运重建(Ⅰ,B)。不推荐 CLTI 患者接受干细胞/基因治疗(Ⅲ,B)。

表现为急性肢体缺血的患者,若存在神经功能受损时,应行紧急血运重建(Ⅰ,C),若无神经功能障碍,患者可在影像学检查后数小时内行血运重建,具体视情况而定(Ⅰ,C),一旦发现,应尽快予肝素及镇静剂治疗（Ⅰ,C）。

7. PADs 合并心脏疾病的管理　推荐拟行 CABG 的患者是否需要颈动脉血运重建需由包括神经科医师在内的多学科团队商议后决定（I,C）。拟行 CABG 的患者,若近期（6 个月内）有卒中/TIA 病史,可行颈动脉超声检查（I,B）,如果颈动脉狭窄程度＜50%,不推荐颈动脉血运重建（Ⅲ,c）,若颈动脉狭窄程度达70%～99%,但无神经系统症状体征,不推荐颈动脉血运重建（Ⅲ,B）,若近期无卒中/TIA 发作者无须常规筛查（Ⅲ,C）。

LEAD 患者行冠脉造影或冠脉介入时,推荐首选桡动脉入路（I 类推荐）。患者拟行心脏移植或置入心脏辅助装置时,需进行全面的血管评估（I,C）,拟行经导管主动脉瓣置入术（TAVI）或其他需经心房路径的结构干预时,需筛查 LEAD 和上肢动脉疾病（UEAD）（I,C）。

总而言之,新指南首次用单独的章节介绍了抗栓药物,介绍了外周动脉疾病患者合并其他心脏病时的管理方法。新指南对无症状患者都进行血运重建做出了重要变更,新指南强烈反对肾动脉疾病患者进行系统性肾动脉狭窄血运重建,基于新的证据,指南彻底更新了肠系膜动脉疾病的相关推荐等,这对于临床PADs 的治疗具有重要指导意义。

（北京安贞医院急诊中心　蒋志丽　周　璨　郑　文）

二、冠心病与急性冠脉综合征研究进展

(一)2017ESC 快速、安全、精确
排除 NSTEMI 的检测方法

2017 ESC 公布的一项大规模临床试验结果表明,0/1 小时检测法可确定或排除非 ST 段抬高型心肌梗死(NSTEMI),以便将急诊就医的胸痛患者快速分类为需立即治疗者和安全出院回家者。

本研究在欧洲 6 个国家的 14 个医疗中心入选了 4350 例提示有急性心肌梗死症状的患者(不包括 STEMI),基于超敏肌钙蛋白 T 或 I(hs-cTnT,hs-cTnI)0/1 小时检测结果,由两个独立的心脏病专家作出最后诊断,其中 743 例(17%)被诊断为 NSTEMI。参试患者的平均年龄为 65 岁,其中 67% 是男性。hs-cTnT 和 hs-cTnI 检测结果在患者提交血液样本 1h 后报告。

依据 0/1 小时 hs-cTnT 和 hs-cTnI 水平将疑似 NSTEMI 患者分为 3 类,确定、排除或观察。使用 0/1 小时 hs-cTnT 水平排除无 NSTEMI 患者的阴性预测值为 99.8%,敏感性为 99.3%;阳性预测值为 74.7%,特异性为 94.5%(见表 3)。

该检测法是非常有效的患者分类法,每 4 例患者中会有 3 例被分为排除或确定两类,剩余的 1/4 则需要进一步观察。

表 3 依据 0/1 小时 hs-cTnT 水平预测 NSTEMI

排除($n=2473$)		观察($n=1088$)		确定($n=789$)	
比例(%)	57	比例(%)	25	比例(%)	18
阴性预测值(%)	99.8	NSTEMI 患病率(%)	14	阳性预测值(%)	74.5
敏感性(%)	99.3			特异性(%)	94.5

本研究旨在使用两个前瞻性研究汇总数据来验证 ESC 0/1小时检测法诊断的准确性和预测 ACS 的优势（APACE），以及急性心血管疾病治疗中生物标志物（BACC）的重要性。

入选的 1289 例亚组患者中，如果在发病后 3h 内检测心肌损伤标志物，具有很高的安全性，阴性预测值 99.5％，阳性预测值为72.8％。采用两种 hs-cTnI 测定法，排除 NSTEMI 的阴性预测值为 99.6％，确定 NSTEMI 的阳性预测值为 64.2％，测定 hs-cTnI水平非常高效，3 例患者中会有 2 例被再分流到排除或确定NSTEMI 类别中（见表 4）。

表 4　依据 0/1 小时 hs-cTnI 水平预测 NSTEMI

排除（$n=1990$）		观察（$n=1395$）		确定（$n=965$）	
比率（％）	46	比率（％）	32	比率（％）	22
阴性预测值（％）	99.6	NSTEMI 患病率（％）	8	阳性预测值（％）	64.2
敏感性（％）	98.8			特异性（％）	90.4

瑞士巴塞尔心血管研究所的 Raphael Twerenbold 博士说，这种检测法在临床实践中具有高度安全性和实用性，令人充满信心。在胸痛发作 3h 或更早期的患者，心肌梗死的典型症状较少，这种检测成为发现患者是否存在 NSTEMI 的关键。

本研究的大会报告者，英国剑桥大学的英国心血管学会主席Clarke 博士说，应用 0/1 小时检测法在某种意义上改变了传统规则，因为越早做出诊断，患者就越快被定位到正确的治疗中，进而提高了生存率。

在拥挤的急诊室及时分流患者非常重要，ESC 2015 指南指出，对急性冠脉综合征（ACS）非持续性 ST 段抬高的患者，结合临床和心电图所见，0/1 小时检测法可分类出早期出院和需门诊管理的患者，之后，已有许多医院改变了传统做法开始应用 0/1 小时检测法。然而，早期分流患者的安全性曾受到质疑，极早期胸痛发作的患者,可能会因小灶性心肌梗死症状不典型而错失良机。

德国和瑞士的许多机构已经应用 0/1 小时检测法,美国 FDA 已批准罗氏公司的高敏肌钙蛋白测定试剂盒,其他检测试剂盒也将很快获批。

(北京安贞医院急诊中心　李艳芳　祖晓麟　航空总医院彭余波)

(二)2017ESC CANTOS 试验:抗炎治疗减少心血管事件和恶性肿瘤

2017ESC 公布了 CANTOS 试验,研究结果出乎意料,抗炎药 canakinumab 不但显著降低复发的心血管事件(对胆固醇水平没有影响),而且能够显著降低新发肺癌和肺癌的死亡率。

CANTOS 试验随机入选了有心肌梗死病史和 hs-CRP 水平 $>2mg/L$(平均 $4.20mg/L$)的患者 10 061 例,分为安慰剂组和 3 个不同剂量的 canakinumab 治疗组(皮下注射),每 3 个月给药一次。大多数参试者(66.7%)接受了 PCI 治疗,93.4% 的患者接受了高剂量他汀类药物治疗。超过 1/3 的患者有糖尿病,1/4 的人目前吸烟。

胆固醇水平在研究中保持不变,canakinumab 50mg、150mg 和 300mg 组的 hs-CRP 水平分别降低 26%、37% 和 41%,降低幅度明显大于安慰剂组($P<0.001$)。与 hs-CRP 降低小于平均值相比,大于或等于平均值者 3 个月的主要不良事件风险减少 27% ($P=0.000\ 1$)。

与对照组相比,一级终点构成比,非致死性心肌梗死、非致死性卒中和心血管死亡风险降低 15%($P=0.02$);二级终点构成比,因不稳定型心绞痛住院和紧急血运重建降低 17%($P=0.005$)。canakinumab 300mg 剂量组减少事件发生率的作用与

150mg 剂量组相似，未能达到预期目标，50mg 剂量组则没有发挥有效的治疗作用，canakinumab 减少血运重建达 30%（$P <$ 0.0001）。研究结果还表明，canakinumab 显著降低关节炎、骨关节炎、痛风的发病率以及致命癌症的发病率。

本研究结果进一步肯定了动脉粥样硬化的炎性假说，与新近报道的 PCSK9 抑制剂 evolucumab 的 FOURIER 试验结果相一致。

本试验使人们回想起 1994 发布的第一个他汀类药物的 4S 试验，当时首次在心脏病学领域承认有一类重要的能给患者带来获益的药物——他汀。

本试验首次以确凿的证据表明，在没有降低胆固醇的情况下，通过降低炎症，就能降低心血管事件风险，并且获益巨大。

人们对 CANTOS 试验的热情可能因与安慰剂相比缺乏对心血管死亡的影响和早期显著增加老年糖尿病患者因感染导致的死亡而减弱（发病率 0.31 与 0.18，事件每 100 人年，$P=0.02$）。

与会专家认为，这是自 1960 年创办 ESC 以来最重要的一篇心血管病研究报告，在人们都追求 LDL-C 达标和应用 PCSK9 进一步降低 LDL-C 的大环境下，canakinumab 显示了治疗动脉粥样硬化的新方向。

canakinumab 在美国已被批准上市，通过选择性抑制促炎细胞因子白细胞介素-1β（IL-1β）用于治疗罕见的自身免疫性疾病。canakinumab 最初问世是用于治疗痛风，所以免疫学界和风湿病学界非常熟悉它，但这种药物在癌症领域的潜在用途既令人惊讶，又令人鼓舞。

从生物学家的角度和从临床医生的角度看炎症，都有很简单的办法知道哪些患者会受益于这种药物，以同样的方式找到一个患者群，既往的研究能够测定治疗中的 LDL-C 水平，未来就可以测量治疗中的 CRP 水平，这样做可以最大限度地提高效益、减少风险。

来自美国心、肺和血液研究所的 David C. Goff 博士认为,对患者实行个性化治疗具有可行性。PCSK9 抑制剂可能更适合于尽管应用他汀类药物、但仍有较高的 LD-C 水平的患者;而 IL-1β 抗体 canakinumab 可能更适合 LDL-C 对他汀类药物反应良好,但存在残余炎症的患者。

有证据表明,尽管应用了他汀类药物,但 LDL-C 没有达标,而且有炎症证据的患者,canakinumab 是最好的治疗途径。但需要了解致命性感染的更多信息,以平衡安全性。

在美国,大约有 1500 万患动脉粥样硬化性心血管疾病,其中一半人有心脏病发作,1/4 的人在 5 年内会有第 2 次心脏病发作。本研究结果显示,应用 canakinumab 每治疗 33～34 例患者 5 年,可预防 1 例心血管事件。

为什么本研究只是肺癌获益? 由肿瘤委员会通过盲法对药物和剂量分配进行的探索性分析表明,肿瘤死亡率有明显的剂量依赖性的降低,300mg 剂量组的死亡率降低达 51%($P=0.0009$)。大多数获益是由于肺癌的发生率减少了 67%($P=0.00008$),300mg 剂量组的致命性肺癌减少了 77%($P=0.0002$)。研究者认为,为什么这种单克隆抗体没有显示出对其他癌症的益处,目前还是一个谜,因此需要在基础和临床继续深入研究。

目前的研究已取得重大成果,未来很有发展前景,下一步将继续进行试验以确定 canakinumab 在肺癌患者中是否具有辅助治疗作用。但 canakinumab 的成本是一个大问题,可能会因为价格昂贵而被限制广泛使用。在美国的用药成本是 1 年 20 万美元(虽然已降价 15%),但这样的定价可能仅适用于罕见疾病,即使每 3 个月给药一次也不适用于常见的冠状动脉疾病。

CANTOS 试验有助于使冠状动脉疾病的炎症假说更具科学性。然而,canakinumab 尚不能通过在陈旧性心肌梗死患者常规使用得到更多有效性和安全性的数据,除非进行价格调整和得到正式的成本效益评价的支持。

（北京安贞医院急诊中心　李艳芳　张海波）

（三）2017ESC BIOFLOW-V：Orsiro 支架
在 12 个月内优于 Xience

　　ESC 2017 年会公布的 BIOFLOW-V 研究发现，生物可降解聚合物 Orsiro 雷帕霉素洗脱支架（Biotronik）在术后 12 个月靶病变失败（TLF）率和术后 12 个月靶病变失败（TLF）率均优于持久性聚合物 Xience 依维莫司洗脱支架（Abbott Vascular）。

　　根据首席研究人员 David Kandzari，医学博士（美国乔治亚州亚特兰大皮埃蒙特心脏研究所）的报告，这是第一项生物可降解聚合物 Orsiro 雷帕霉素洗脱支架优于持久性聚合物 Xience 依维莫司洗脱支架的研究。BIOFLOW-V 同步在线发表在 *The Lancet* 上。

　　这项试验是国际多中心前瞻性试验，受试者按照 2∶1 比例随机置入了研究或对照支架。这 1334 例（平均年龄 64.5 岁，75％为男性）患者在 2015 年 5 月～2016 年 3 月入组，他们来自北美、以色列、亚洲、新西兰。其中 50％为急性冠脉综合征患者，36％具有糖尿病，超过 25％的患者有心肌梗死病史，大约 74％的患者病变为 ACC/AHA B2/C 型病变。主要排除标准为急性 ST 段抬高型心肌梗死患者、血流动力学不稳定的患者、CTO 病变以及 CABG 术后的患者。

　　主要终点是 12 个月时 TLF，即心血管死亡、靶血管心肌梗死及临床再次血运重建复合终点。12 个月时，Orsiro 组 TLF 发生率为 6.2％，Xience 组为 9.6％（$P=0.04$），Orsiro 组心源性死亡率和靶血管血运重建率具有降低的趋势，但并没有统计学差异分别为（0.1％ vs 0.7％；$P=0.115$）和（2.0％ vs 2.4％；$P=0.686$），两组的靶血管心肌梗死发生率分别为 4.7％和 8.3％

（$P=0.016$）。生物可吸收支架组与持久支架组的临床靶病变血运重建率分别为 2% 和 2.4%（$P=0.686$），两组的学术研究联合会明确/可能支架血栓发生率分别为 0.5% 和 0.7%（$P=0.694$）。

对 BIOFLOW-V 研究、BIOFLOW Ⅱ 和 BIOFLOW Ⅳ 研究等生物可吸收支架试验的合并贝叶斯分析，在 2208 例患者中对比了生物可吸收支架与持久支架的疗效。结果发现，12 个月时生物可吸收支架组与持久支架组平均 TLF 发生率分别是 6.3% 和 8.9% 通过该研究可以看出，这些结果提示 12 个月时生物可吸收支架相对于持久支架的非劣效性为 100%，优效性为 97%。

Kandzari 认为，这些结果对于生物可降解聚合物 Orsiro 雷帕霉素洗脱支架是非常重要的，首先是因为它们再次肯定了其他地区医生所观察到的患者预后，这类支架跟现有支架相比的确有可能改善患者结局；其次作为一个重点监察试验，研究者们希望这些数据能够作为美国 FDA 批准这一技术的依据。

（北京安贞医院急诊中心　师树田　阚　斌　吴晓燕）

（四）2017ESC DETO2X-AMI：急性心肌梗死患者常规吸氧不能降低死亡率

2017 年 ESC 年会最新临床试验专场上发布的 DETO2X-AMI 研究结果表明，对不伴有低氧血症的疑诊 AMI 予以常规吸氧并不能减少一年全因死亡率。该研究结果同期在线发表于《新英格兰医学杂志》。

在临床实践中，吸氧被普遍应用于疑诊 AMI 患者的治疗，甚至被认为是急诊患者的基本治疗。传统理念认为，吸氧能通过增加动脉血氧含量，改善缺血心肌氧供，从而减少心肌梗死面积和降低心肌梗死并发症风险，降低死亡率。尽管缺乏足够的临床试验结果，吸氧也被各种指南广泛推荐。

近年来 AVOID 等研究认为，常规吸氧不仅未使心肌梗死患者获益,反而有可能降低心排血量、增加冠脉血管阻力、减慢冠状动脉血流及增加活性氧再灌注损伤,使梗死面积增大。

DETO2X-AMI 试验是一项基于 SWEDEHEART 注册研究的前瞻性随机对照试验,旨在探讨疑诊急性心肌梗死患者常规吸氧对预后的影响。入选标准包括年龄≥30 岁、近 6h 之内出现疑似急性缺血性胸痛、心电图 ST 段抬高或病理性 Q 波形成或新发左束支传导阻滞、肌钙蛋白水平升高,SaO_2≥90％。共入选 6629 例患者,随机分为两组,干预组(3311 例)给予吸氧（6L/min）6～12h;对照组(3318 例)氧饱和度≥90％ 则不予吸氧。

主要终点为 1 年内全因死亡率;次要终点包括心脏病发作或心肌损伤的风险等。干预组平均治疗时间为 11.6h。治疗结束时,干预组和对照组中位氧饱和度分别为 99％和 97％;低氧血症发生率分别为 62 例(1.9％)和 254 例(7.7％)。干预组和对照组主要终点发生率分别为 5.0％和 5.1％,两组间差异无统计学意义(HR 0.97,95％CI 0.79～1.21,P＝0.80);两组次要终点无显著性差异,1 年内因心肌梗死再次住院率分别为 3.8％和 3.3％(HR 1.13,95％CI 0.88～1.46,P＝0.33）。在所有预设的亚组均得到了类似的结果,包括:最终是否诊断 MI、男性和女性、年龄高于或低于中位数、吸烟者、糖尿病者、慢性肾脏疾病或贫血的患者、氧饱和度低于或高于 95％的患者,以及是否有 MI 病史或 PCI 史的患者等。

该结果表明,对于不伴低氧血症的疑诊急性心肌梗死患者常规吸氧不能减少全因死亡等临床终点事件的发生。幸运的是吸氧也没有发现有任何害处,只不过是浪费了时间和财力。主要作者 Robin Hofmann 教授评论说,对 AMI 患者吸氧意味着浪费了其他治疗措施的宝贵时间,利用给患者吸氧的时间我们可以做很多其他对患者有益的事情。

关于是否对 AMI 患者常规进行吸氧治疗,基于最新的临床研究结果,2017 ESC STEMI 管理指南也进行了更新。STEMI

管理指南指出,STEMI 患者动脉氧分压<60mmHg 或指脉氧监测氧饱和度(SaO_2)<90% 时予以吸氧(Ⅰ C 类推荐);$SaO_2 \geqslant$ 90% 时不予以吸氧(Ⅲ B 类推荐)。

(北京安贞医院急诊中心　师树田　吴　溪)

三、抗凝与抗血小板治疗研究进展

(一)2017ESC COMPASS 研究:利伐沙班开启
心血管疾病二级预防的新时代

2017 年 ESC 会议上来自汉密尔顿麦克马斯特大学的 Eikelboom 博士公布了 COMPASS 研究的结果,在稳定性动脉粥样硬化性血管疾病患者,与单用阿司匹林相比,利伐沙班(Xarelto,拜耳/扬森制药公司)2.5mg 每日 2 次联合阿司匹林 100mg 每日 1 次能够显著降低缺血事件和死亡的发生率,平衡出血风险后,净临床获益显著增加。该研究结果被同步发表于《新英格兰医学杂志》。

本研究纳入 27 395 名稳定性动脉粥样硬化性血管疾病[稳定性冠状动脉或外周动脉疾病(PAD)]患者,随机分为 3 组:利伐沙班 2.5mg 每日 2 次联合阿司匹林 100mg 每日 1 次治疗组,利伐沙班 5mg 每日 2 次治疗组及阿司匹林 100mg 每日 1 次治疗组。主要终点为心血管死亡、卒中或心肌梗死的复合终点。因利伐沙班联合阿司匹林治疗组患者获益显著,该试验在进行至第 23 个月时提前终止。最终结果表明,与单用阿司匹林相比,利伐沙班联合阿司匹林可显著降低主要终点事件发生率(见表 5)。虽然主要出血事件发生率增加,但联合治疗使净临床获益增加。

表 5　COMPASS 结果：利伐沙班联合阿司匹林 vs 阿司匹林

结局	利伐沙班(2.5mg 每日 2 次)＋阿司匹林(100mg 每日 1 次)%	阿司匹林(100mg 每日 1 次)%	HR(95% CI)	P
主要终点事件：心血管死亡/卒中/心梗	4.1	5.4	0.76(0.66～0.86)	＜0.001
主要出血事件	3.1	1.9	1.70(1.40～2.05)	＜0.001
净临床获益：心血管死亡/卒中/心梗/致命性出血/主要脏器的症状性出血	4.1	5.9	0.80(0.70～0.91)	＜0.001

联合用药组心血管死亡(1.7% vs 2.2%，HR 0.78；P＝0.02)及全因死亡(3.4% vs 4.1%，HR 0.82；P＝0.01)发生率显著降低。与阿司匹林相比，利伐沙班单药治疗不降低主要终点事件却增加出血风险，净临床获益没有得到明显改善(见表6)。

表 6　COMPASS 结果：利伐沙班 vs 阿司匹林

结局	利伐沙班(5mg 每日 2 次)%	阿司匹林(100mg 每日 1 次)%	HR(95% CI)	P
主要终点事件：心血管死亡/卒中/心梗	4.9	5.4	0.90(0.79～1.03)	0.12
主要出血事件	2.8	1.9	1.51(1.25～1.84)	＜0.001
净临床获益：心血管死亡/卒中/心梗/致命性出血/主要脏器的症状性出血	5.5	5.9	0.94(0.84～1.07)	＜0.36

改变临床实践？

在《新英格兰医学杂志》同期发表的社论中，Braunwald 博士（波士顿布里格姆妇女医院）认为 COMPASS 试验向血栓心脏病学迈出重要一步，它可能会改变实践指南。Braunwald 曾经参与 ATLAS ACS2 试验，该研究探索利伐沙班在心血管疾病患者中的使用，结果表明在近期 ACS 患者，抗血小板治疗的基础上加用利伐沙班 2.5mg 或 5mg，每日 2 次，可降低主要心血管事件但会增加出血事件风险，2.5mg 利伐沙班可降低心血管事件发生率和总死亡率。

之前 FDA 担心 ATLAS 试验存在细节问题，例如一些数据不完整。现在 COMPASS 试验获得类似的结果，因此 FDA 可能会重新考虑 ATLAS 的研究结果。ATLAS 和 COMPASS 研究都评估了抗血小板治疗基础上加用不同剂量利伐沙班对患者预后的影响，虽然 ATLAS 专注于 ACS 患者，而 COMPASS 纳入稳定的动脉粥样硬化性疾病患者，但从这两个试验中我们看到了相似的获益。

Ohman 博士（达勒姆杜克大学医学中心）认为，这在稳定的缺血性心脏病或外周动脉疾病的患者中是很好的结果。这一研究提示联合抗凝治疗对预防心脏事件有着非常重要的价值。至于如何将结果应用于临床实践，Ohman 认为临床医生如何将药物应用所有稳定性疾病患者，以何种顺序加用所有二级预防药物将是个挑战，且需要大量的宣教和实践。

联合治疗组有效降低缺血事件发生率，但随之而来的是出血风险的增加。这对几乎所有的慢性抗栓治疗来说是一个共同的挑战。COMPASS 研究结果可能会改变临床实践。但这一过程可能会十分漫长。对缺血事件减少和出血事件增加进行权衡、与抗血小板药物市场的竞争、费用问题以及对药物多效性的关注等，这些问题均会影响利伐沙班快速广泛应用于临床。

专家点评

尽管既往也有阿司匹林与其他抗血栓/抗血小板药物联合治

疗的相关研究,但主要是在 ACS 早期或支架术后患者。而 COM-
PASS 研究是独一无二的,因为它在具有稳定的心血管疾病的人
群中进行,并且能有效的降低卒中、心血管事件以及总死亡率。
虽然与单用阿司匹林相比出血事件发生率增加,但致命性或颅内
出血事件发生率并未显著增加。出血是更有效的抗血栓治疗所
带来的必然结果,但从整体来看,有效的抗栓治疗降低了死亡风
险并带来净临床获益。目前世界上有 3 亿稳定性心血管疾病患
者,假如有 10% 的患者接受利伐沙班联合阿司匹林治疗,这可以
预防每年 10 万人死亡和数十万次心血管事件发生。因此,潜在
的获益是巨大的。哪些患者将会使用这一治疗方案取决于指南
委员会和监管机构,但临床医师会根据患者的风险和获益来更有
效的使用这一药物。

　　未来建立类似于房颤 CHADS-VASc 和 HASBLED 评分的
个体风险/获益评估数据将有助于评估个体化的风险/获益比,尤
其是在特别需要关注出血风险的老年和肾病患者。

　　(唐山工人医院　高夏青　北京安贞医院急诊中心　武文峰)

(二)2017ESC COMPASS-limb 研究:利伐沙班
降低主要心血管事件和肢体事件

　　ESC 2017 年会重磅揭晓了备受关注的 COMPASS 试验结
果。其亚组 COMPASS-limb 研究研究数据分析显示,对于稳定
性动脉粥样硬化性血管疾病患者,与阿司匹林单药治疗相比,小
剂量利伐沙班(2.5mg,每日 2 次)加阿司匹林(100mg)治疗,可明
显降低外周动脉疾病(PAD)患者主要心血管和包括截肢在内的
肢体事件。COMPASS 研究整体结果同期发表于《新英格兰医学
杂志》,PAD 亚组结果也即将在 *The Lancet* 发表。

　　COMPASS 研究包括 7470 例 PAD 患者,其中有肢体症状者
4129 例,颈动脉疾病者 1919 例,1422 例冠心病及踝臂指数降低

者（<0.90）。

患者被随机分为 3 组：分别接受利伐沙班（2.5mg，每日 2 次）
＋阿司匹林（100mg，每日 1 次），利伐沙班（5mg，每日 2 次）或阿
司匹林（100mg，每日 1 次）治疗。由于在随访的 23 个月中利伐沙
班＋阿司匹林在整体人群中获益明显，试验被提前终止。PAD 亚
组利伐沙班＋阿司匹林治疗，在主要不良心血管事件（MACE）、
主要不良肢体事件（MALE）方面均明显获益；虽然主要出血事件
有所增多，但致命性大出血和重要器官出血并没有增多，并且大
多数的大出血是可以逆转的。单用利伐沙班治疗与阿司匹林组
相比较，MALE 明显减少，但 MACE 并未见明显减少（见表 7）。

表 7　COMPASS PAD 结果

结果	利伐沙班（2.5 mg，每日 2 次）＋阿司匹林（100mg，每日 1 次），n=2492（%）	阿司匹林（100mg，每日 1 次），n=2504（%）	HR（95% CI）	P
初级终点：心源性死亡/卒中/急性心肌梗死	5.1	6.9	0.72（0.57～0.90）	0.005
主要不良肢体事件	1.2	2.2	0.54（0.34～0.84）	0.005
大截肢	0.2	0.7	0.30（0.11～0.80）	0.01
MACE/MALE/大截肢复合终点	6.3	9.0	0.69（0.56～0.85）	0.0003
主要出血	3.1	1.9	1.61（1.12～2.31）	0.009

结果表明，对于每 1000 名 PAD 患者平均治疗 21 个月，利伐
沙班（2.5 mg，每日 2 次）＋阿司匹林（100mg，每日 1 次），能预防
27 例严重的心血管事件，需要付出 12 例大出血的代价，不过这些
大出血都是能够治疗的。

单用抗血小板药物是目前 PAD 患者的主要治疗方案，荟萃

分析结果表明,阿司匹林或者氯吡格雷单药治疗能够减少大约20%的主要心血管不良事件,也有一些实验结果表明单用抗血小板药物似乎可以减少肢体事件,但都没有得到像 COMPASS 研究这样清晰的结果。

（北京安贞医院急诊中心　师树田　缪黄泰　方珊娟）

（三）2017ESC SCAAP 研究:STEMI 患者 PCI 术前常规上游应用 P2Y$_{12}$ 受体抑制剂无益

2017ESC 公布的 SCAAR 研究结果表明,STEMI 患者 PCI 术前常规应用血小板 P2Y$_{12}$ 受体抑制剂无任何获益或风险增加。

2017 ESC STEMI 管理指南指出,应在初次医疗接触(FMC)时应用 P2Y$_{12}$ 抑制剂普拉格雷或替格瑞洛,IA 类推荐;如果这两种 P2Y$_{12}$ 无法获得或具有禁忌证,可在 PCI 之前至少是在 PCI 时应用氯吡格雷。同样,美国 STEMI 指南同样推荐尽早或者在直接 PCI 时应用负荷量 P2Y$_{12}$ 抑制剂。

在此背景下,研究者评估了 SCAAR 注册研究所有连续入选的患者,这些患者在 2005 年 1 月～2006 年 11 月接受了直接 PCI。研究共入选 37 840 例常规应用 P2Y$_{12}$ 抑制剂者和 6964 例未用者。从症状发作至 FMC 平均时间为 113min,从 FMC 到开始 PCI 平均时间为 74min。经过调整后,P2Y$_{12}$ 预处理梗死相关动脉闭塞与无预处理相比较并没有显著获益(67.9% vs 67.5%,OR 1.01;$P=0.635$),30d 明确的支架内血栓形成(0.6%,OR 0.99;$P=0.941$)及心源性休克(2.7% vs 5.3%,OR 0.87;$P=0.105$)。

同时,预处理也没有增加院内出血(2.6% vs 3.4%,OR 1.04,$P=0.604$)或住院神经源性并发症(0.2% vs 0.5%,OR 0.66;$P=0.129$)。在倾向性评分匹配的敏感性分析中无显著差异。

这一观察性研究的局限性包括潜在的选择偏倚和残余混杂，以及缺失的 1171 名患者的数据，缺乏对病因特异性死亡率的信息、梗死相关血管的 TIMI 血流评分以及院内死亡率。

（北京安贞医院急诊中心　师树田　冯斯婷）

（四）2017ESC CHANGE DAPT 研究：替格瑞洛 在 ACS 患者 PCI 双抗治疗中遭质疑

2017 年 ESC 大会上发布了最新的欧洲冠心病双联抗血小板（DAPT）指南中，再次推荐替格瑞洛优于氯吡格雷用于急性冠脉综合征（ACS）患者的抗血小板治疗。然而，8 月 30 日发布的 CHANGE DAPT 研究的结果却对指南的推荐提出了质疑。该研究发现：在应用新一代 DES 的 ACS 患者中，DAPT 治疗方案按指南推荐从氯吡格雷转换为替格瑞洛治疗 1 年后，其净不良临床和脑血管事件（NACCE）以及大出血风险均显著增加。

目前指南对 DAPT 方案中替格瑞洛的优先推荐主要是基于 PLATO 研究的结果，此外瑞典大规模注册研究 SWEDEHEART 也取得了与 PLATO 研究相似的结果。但对 SWEDEHEART 研究进一步分析发现，该研究中替格瑞洛组出血和死亡低风险的患者比例更高，且接受血管造影和 PCI 治疗的患者也更多，这些因素均有可能会对预后产生影响，导致结果更有利于替格瑞洛。PLATO 研究入选患者中有 35% 没有接受经皮冠状动脉介入治疗（PCI），接受了 PCI 的患者中 60% 以上应用裸金属支架，而其余患者则应用的老一代药物洗脱支架（DES）。这与目前真实世界中的 ACS 治疗情况存在一定差异。针对这些情况，研究者展开了更接近真实世界的一个单中心前瞻性观察性研究，即 CHANGE DAPT 研究。

该研究共纳入 2062 例接受新一代 DES 的 PCI 患者。DAPT 方案的更换以 2014 年 5 月 1 日为分界点，在此之前以氯吡格雷为主($n=1009$),在此之后以替格瑞洛为主($n=1035$)。为减少使用替格瑞洛后的出血风险,还尽量采取了以下措施:PCI 经桡动脉操作、减少 GP Ⅱ b/Ⅲ a 抑制剂使用以及更多地使用质子泵抑制剂。主要终点为随访 1 年后净不良临床事件和脑血管事件,包括全因死亡、任何心肌梗死、卒中或大出血[BARC 3 型或 5 型和(或)TI-MI 大出血]。

基线资料上,和氯吡格雷组比较,替格瑞洛组的 1053 名患者年龄稍长(63.9 岁 vs 62.9 岁,$P=0.04$),外周动脉疾病的可能性较低(5.5% vs 8.8%,$P=0.003$),经桡动脉路径行 PCI 比率更高(44.6% vs 17.7%,$P<0.001$),GP Ⅱ b/Ⅲ a 抑制剂使用率更低(24.7% vs 43.7%,$P<0.001$),质子泵抑制剂(PPI)使用率更高(55.1% vs 42.6%,$P<0.001$)。随访 1 年后,替格瑞洛组主要终点发生率显著高于氯吡格雷组(7.8% vs 5.1%),($HR\ 1.75$,95% CI:1.20~2.55,$P=0.003$)。替格瑞洛主要终点风险升高主要源自大出血风险显著增加(2.7% vs 1.2%,$HR\ 2.75$,95% CI:1.34~5.61,$P=0.01$)。替格瑞洛组大出血的 1 年累计发生率显著高于氯吡格雷组(2.7% vs 1.1%,$P=0.01$)。两组在心脏性死亡、心肌梗死或卒中风险以及支架血栓风险方面无差异。

CHANGE DAPT 研究得出结论,与以氯吡格雷为主的 DAPT 治疗期间相比,以替格瑞洛为主的 DAPT 治疗期间 ACS 进行 PCI 患者净临床和脑血管不良事件风险显著升高,这个结果出人意料,这与指南推荐相矛盾,这也促使我们对相关循证医学证据进行反思和深入分析。

2017 年新发表的 TOPIC 研究也得出了与本研究相一致的结果:ACS 后 1 个月时患者由新型 P2Y$_{12}$ 受体抑制剂+阿司匹林治疗转换为氯吡格雷+阿司匹林治疗 1 年可使主要终点(死亡、紧急血运重建、卒中、BARC 出血≥2)风险显著下降 52%($P<$ 0.01),且该获益主要源自出血风险的显著降低,幅度达 70% ($P<0.01$),同时不增加缺血风险。这些结果令人质疑新型

$P2Y_{12}$ 受体抑制剂替格瑞洛的有效性和安全性是否真的优于氯吡格雷？

大出血风险增加是导致替格瑞洛不良预后的主要因素。尤其值得注意的是,在 CHANGE DATP 研究中,替格瑞洛组患者更多接受经桡动脉 PCI,更少使用 Ⅱb/Ⅲa 受体抑制剂,PPI 的使用率也更高,以上三个因素均可有助于降低出血风险。但尽管如此,替格瑞洛组大出血风险仍显著高于氯吡格雷组,这提示大出血风险可能是替格瑞洛的一个重要安全性问题。但是,由于 CHANGE DATP 研究入选患者均为接受了 PCI 的 ACS 患者,因此该结果不能推广至所有 ACS 患者、尤其是那些没有接受 PCI 的患者还需要进一步研究。

(北京安贞医院急诊中心　蒋志丽　王　梅)

四、调脂治疗研究进展

(一)2017ESC REVEAL 研究:anacetrapib
对心血管预后有适度影响

2017 ESC 公布的 REVEAL 试验首次展示出胆固醇酯转运蛋白(CETP)抑制剂 anacetrapib 联合强效他汀治疗,可减少主要冠状动脉事件相对风险 9%,取得了临床获益。研究结果同步发表在《新英格兰医学杂志》。

REVEAL 研究入选了 30 449 例有动脉粥样硬化性心血管疾病的患者,随机分为两组,试验组给予 Anacetrapib 100mg 每日 1 次,对照组给予安慰剂。入组人群均接受了阿托伐他汀的强化治疗(基线 LDL-C 平均 61mg/dl;HDL-C 平均 40mg/dl),4.1 年的随访中,主要终点事件冠心病死亡,心肌梗死或冠状动脉血运重建在 anacetrapib 组是 10.8%,安慰剂组是 11.8%($P=0.004$),两组之间有显著统计学差异。在试验终点,anacetrapib 组的 HDL 升高达 43mg/dl;non-HDL-C 降低至 17mg/dl。anacetrapib 对死亡率、致命或非致命性癌症、任何严重或不严重的不良事件均无影响。新发糖尿病有轻微降低(5.3% vs 6%,$P=0.049$),但血压略有升高(收缩压升高 0.7mmHg,舒张压升高 0.3 mmHg)。此外,估计的肾小球滤过率<60ml/(min·1.73m²)的风险也略有升高(11.5% vs 10.6%;$P=0.04$)。

虽然这项研究取得了突破性进展,但在本届 ESC 会议上,专家们并没有对此表现出巨大的热情,临床获益仅被描述为"适度"。anacetrapib 的副作用表现为血压小幅上升,肾功能轻度降低,但它在脂肪组织积累长达 5 年的事实被认为是一个值得关注的问题。

试验后续问题的关键是这种药物能否继续开发投入市场？

来自英国牛津大学的联合研究者 Martin Landray 教授说，本研究首次揭示，将 CETP 抑制剂加入强化他汀治疗能降低心血管事件发生率。但他认为这种获益是来自 LDL 的降低，而不是 HDL 的增加，这类药物真正的作用机制可能是在研发目的的背后。

研究结果虽然提示 LDL、载脂蛋白 B（Apo-B）、非高密度脂蛋白胆固醇（non-HDL）的降低与事件发生率的下降一致，但 HDL-C 增加了 1 倍，却没有看到超越上述特点的任何其他获益证据。要想确切得知 CETP 抑制剂究竟是通过何种机制导致了事件发生率的减少，目前尚无可能。

REVEAL 试验的阳性结果与以往 CETP 抑制剂令人失望的结果形成鲜明对比。以往的 CETP 研究或是由于意外灾害、或是由于缺乏早期疗效而终止。而 REVEAL 试验的特点是入选患者数为以往试验的 2 倍，事件数是以往试验的 2 倍，观察时间也是以往的 2 倍。该药显效缓慢，用药两年后才开始出现获益，这可能有助于解释为何现今的 REVEAL 试验会出现阳性结果。

本试验有足够的患者数量，足够长的研究时间，虽然疗效偏弱、产生了统计学有意义的 P 值，但这种数值是在成功推广产品所必要的阈值之下。而且，anacetrapib 有重要的负面作用，包括在组织中持续存留几年之久，由此可能会引发安全性问题，给监管带来麻烦。因此，小的治疗效果加上长时间的生物存留使得 anacetrapib 不太可能提交获批。

来自澳大利亚阿德雷德大学的 Stephen Nicholls 博士说：给予 anacetrapib 长时间治疗会看到一些获益，由此可能打开 CETP 抑制剂的市场。但在本届大会上结合其他具有潜在改变临床实践的研究结果，可能会使 Anacetrapib 难以成为成功的案例。

蒙特利尔心脏研究所的 Tardif 博士认为，对本研究数据的进一步分析可确定药物试验的亚组有较好的临床效果，与当年

CETP 抑制剂 dalcetrapib 出现的情况一样。

虽然 dalcetrapib 的 dal-OUTCOMES 研究没有显示出心血管事件的获益,但 Tardif 博士对参试人群进行基因分型发现,有某种遗传基因的患者(纯合子 ADCY9 基因变异,约占这一人群的 20%)应用 dalcetrapib 获益很大。遗传学研究结果已表明,对 CETP 抑制剂反应良好的人群如果有特定的基因型,就会依靠 HDL 颗粒把胆固醇从血管壁上带走。Tardif 博士现正在领导一个试验(dal-GENE),只在具有这种基因型的患者中进行,以确定这种药物的获益所在,他认为,类似的研究策略对其他 CETP 抑制剂也是可行的。Tardif 博士还说,Lilly 博士也在对 anacetrapib 的数据进行药效基因型分析,研究结果将在今年 11 月的美国心脏协会年会上公布。他还建议默克公司和 REVEAL 试验的研究者也做同样的工作。

与会专家认为,REVEAL 入选的每一位患者都服用了高强度他汀,基线的 LDL-C 水平很低(平均 61mg/dl),但最终仍然看到了一些获益,说明试验本身难度很大。如果入选人群没有服用他汀的话,CETP 抑制剂会在基线 LDL 较高的条件下发挥更好的治疗作用。本研究应该设不服用他汀的试验组更好,但对应用一种药物进行试验的可行性存有争议,临床上需根据患者的个体情况确定试验分组,当然也受心血管风险因素的调控,如血脂、家族史、副作用、费用,以及人们感受的方便程度和可接受程度等的影响。

另一个在 ESC 会议报道的 CETP 抑制剂的孟德尔随机研究基因学数据提示,CETP 抑制剂作为单药治疗可能会发挥更好的疗效,而与他汀类药物联合实际上会否定其应有的效果。

(北京安贞医院急诊中心　李艳芳　马友才)

（二）2017ESC EMPATHY 研究：糖尿病视网膜病变患者强化他汀治疗能获益吗？

在 2017 年 ESC 大会上来自日本东京 Keio 大学医学院的 Hiroshi Itoh 教授公布了 EMPATHY 试验研究结果，该研究对糖尿病性视网膜病患者强化他汀治疗带来的获益提出了质疑。

糖尿病是心血管事件发生的独立危险因素，近年来糖尿病的急剧增加使心血管疾病的预防形势更为严峻。因此，迫切需要更好的方法来预防心血管疾病的发生，特别是对于糖尿病并发症等冠心病高危人群。

鉴于有足够的证据表明 LDL-C 降低跟心血管风险降低之间具有密切关系，通过调整他汀剂量 LDL-C 一直是重要的研究方向，目前相关指南都推荐了不同风险人群的达标标准，但是究竟治疗达标的作用有多大，这一问题尚没有充分的证据给出答案。

EMPATHY 研究旨在探讨预防糖尿病性视网膜病变的首次心血管事件。这是一项多中心、开放、随机、平行对照研究。该研究目的为探讨对于糖尿病视网膜病变患者，强化他汀治疗降低 LDL-C 目标值是否可使心血管事件减少。

这项前瞻性试验共纳入了日本 772 家医院及家庭诊所的 5042 名高胆固醇血症、糖尿病视网膜病变且无冠心病史的患者。将其随机分为强化治疗和标准治疗组，治疗时间最长为 5.5 年。

强化治疗组 LDL 胆固醇目标为低于 70mg/dl，标准治疗组为 100～120mg/dl。主要终点是心血管事件或心血管事件死亡的综合发生率。患者平均随访 37 个月。

结果显示，强化治疗组主要终点并未显著降低（HR 0.84；95% CI 0.67～1.07；$P=0.15$）。但是，研究发现强化治疗可显著降低脑血管事件（脑梗死或脑血管重建）的发生（HR 0.52；95% CI 0.31～0.88；$P=0.01$），尤其是脑梗死（HR 0.54；95%

CI 0.32~0.90;P=0.02)。

Hiroshi Itoh 教授分析说,EMPATHY 研究未能向西方的研究那样观察到强化降脂后心血管事件的减少,可能是由于在研究中心血管事件发生率较低有关,随访期间脑血管事件发生率明显高于心血管事件;两组间 LDL-C 水平差距小于预期(27.6mg/dl)也是最终没有观察到主要终点事件降低的原因之一。

对达到 LDL 胆固醇目标水平的患者进行析因分析显示,基于他汀降脂的强化疗法显著降低了主要终点的发生(HR 0.48;95% CI 0.28~0.82;P=0.007)。所以,对于高危患者来说,控制 LDL 胆固醇<70 mg/dl 十分重要。未来仍需进一步的研究来确认这个强化的目标是否真的有用,如果有用,将探究如何在临床机构中使更多的患者达到这个目标。

(北京安贞医院急诊中心　师树田　曾亚平)

五、心房颤动及瓣膜病相关研究进展

(一)2017ESC CASTLE-AF 研究:房颤合并左心室功能不全患者导管消融降低死亡率

巴塞罗那当地时间 8 月 27 日,来自盐湖城犹他大学医院 CARMA 中心的 Nassir Marrouche 教授在 ESC 2017 会议 Hot line-LBCT 的专场上,公布了 CASTLE-AF 研究的最新临床结果。

研究将导管消融与传统药物治疗相比较,观察患者死亡率与心力衰竭进展情况,了解心力衰竭患者房颤消融的意义。结果表明,对于房颤合并左心室功能不全的患者进行导管消融,不仅能改善症状,还能降低死亡率和院内心功能恶化。

1. 研究设计 该研究主要临床终点事件为全因死亡率以及心力衰竭恶化住院事件。入选标准包括:有症状的阵发性或持续性房颤;药物治疗失败或≥1 次不耐受或不愿意使用抗心律失常药物;LVEF≤35%;心功能 NYHA 分级≥Ⅱ级;出于一级或二级预防已植入具有家庭监控功能的 ICD/CRT。通过对 3000 例患者进行筛选,本研究纳入了 397 例有症状的阵发性或持续性房颤和心脏泵功能衰竭患者,随机接受导管消融治疗和标准治疗。

治疗中,将静息状态下的心率控制在 60～80 次/分,适度运动后的心率控制在 90～115 次/分。如果未使用抗凝药物,启动并维持用药。INR 控制在 2.0～3.0。消融策略以肺静脉隔离为基础,操作时结合术者的判断确定具体消融部位。在空白期之后,再次消融。

2. 研究结果 研究最终共纳入 363 例患者,患者被随机分为导管消融组(179 例)及标准治疗组(184 例)。两组患者平均年龄

(64 岁)、心功能分级、平均 LVEF(32.5％ vs 31.5％)、房颤类型等基线特征均无明显差异。主要研究终点为全因死亡率或心力衰竭恶化住院的复合终点事件。次要终点为全因死亡率、心血管相关死亡率、脑血管意外、心力衰竭恶化住院、心血管原因意外住院、全因住院率、QoL、ICD 治疗次数(电击以及 ATP)、室速/室颤次数、房颤负担、无房颤间期、LVEF、运动耐量以及右室起搏比例。在平均 37.8 个月的随访过程中,消融组的主要终点事件发生率明显较对照组更低(28.5％ vs.44.6％,HR0.62,95％CI 0.43～0.87,P＝0.007)。次要终点事件中的全因死亡率以及心力衰竭住院率,消融组较对照组也有显著降低,分别为 13.4％ vs 25％(HR 0.53,95％CI 0.32～0.87,P＝0.011)以及 20.7％ vs 35.9％(HR 0.56,95％CI 0.37～0.83,P＝0.004)。

研究者 Nassir Marrouche 教授总结道:根据研究结果可见与传统治疗相比,导管消融治疗能够降低心力衰竭合并房颤患者 38％的主要终点事件,全因死亡风险降低 47％,心力衰竭恶化再住院风险降低 44％,心血管相关死亡率降低 51％,心血管相关住院率降低 28％。

(北京安贞医院急诊中心　师树田　王喜福)

(二)2017ESC CAPTAF 研究:房颤患者导管
消融比药物更能提高生活质量

2017 ESC 大会上,来自瑞典乌普萨拉大学医院的 Carina Blomstrm-Lundqvist 教授在欧洲心脏病学会(ESC)年会公布了 CAPTAF 研究的最新研究进展,房颤患者导管消融比药物更能提高生活质量。

既往随机试验报道肺静脉隔离比抗心律失常药物更能有效预防房颤。然而,没有一项研究进行连续性心律监测,因此不能可靠地评估对房颤(AF)负担的影响。即使 AF 消融的主要目标是减轻症状,但到目前为止,尚没有将生活质量用作主要终点的 AF 导管消融试验。以 30s AF 复发作为主要终点很难衡量治疗是否成功。CAPTAF 试验 2 即使用生活质量作为主要终点,其主要目的是比较 AF 导管消融和抗心律失常药物的治疗效果。该研究采用可植入心脏监测器来评估 AF 负担。

该多中心,前瞻性随机试验共纳入 155 例症状性 AF 患者,这些患者使用一种药物无法达到心率或节律控制。患者在过去 12 个月内至少有一次心电图（ECG）上出现 AF。在过去 2 个月内至少发生一次阵发性发作,或在过去 12 个月内至少发生两次持续性 AF 需要心脏复律。

患者接受置入式心脏监护仪治疗并经过 2 个月试用期,然后根据指南,随机进行肺静脉隔离消融或应用足够剂量的药物进行抗心律失常治疗。主要终点是基线到 12 个月的总体健康状况变化。次要指标包括生活质量,症状,欧洲心律协会（EHRA）症状分类,AF 负担和安全性。

在 12 个月的随访中,消融组（平均变化 11.0；95％CI 6.7～15.2)的主要终点总体健康评分明显高于药物组（平均变化 3.1；95％CI -0.9～7.1),$P = 0.008\ 4$。此外,除了身体疼痛和社会功能之外,消融组量表中全部生活质量明显高于药物组。

从基线到 12 个月 EHRA 评分,消融组改善明显高于药物组。从置入式心脏监测仪获得的 AF 负荷降低（即 AF 中的时间比例),消融组数量上大于药物组,但是与基线的变化在治疗组之间没有统计学意义。治疗组之间的并发症发生率相当。

Carina Blomstrm-Lundqvist 教授评论说,该研究首次使用生活质量作为研究的主要终点,结果表明肺静脉隔离在阵发性和持续性的房颤患者中比抗心律失常药物要有效得多。

（北京安贞医院急诊中心　师树田　艾　辉）

(三)2017ESC RACE3 研究:上游治疗有益于
维持房颤合并心衰患者窦性心律

2017 年 8 月 27 日,ESC 大会上荷兰 Groningen 大学医学中心的 Michiel Rienstra 教授公布了 RACE 3 研究的结果:对于早期持续性房颤伴心力衰竭的患者,控制危险因素、改变生活方式等积极的上游治疗有助于维持窦性心律,改善预后。

高血压、心力衰竭和肥胖等房颤发生的危险因素引起的心房重构会使窦性节律的维持复杂化,心房重构甚至在房颤出现前就开始了。之前一些小型观察性研究,如 LEGACY、REVERSE-AF 和 CARDIO-FIT 研究就发现,运动、生活方式变化有助于减轻房颤症状或改善房颤射频消融效果或提高心肺适应度改善房颤预后。因此积极的上游治疗,控制危险因素,调整生活方式可能有助于改善心房重构,防止房颤发生及其进展。

RACE3 研究是一项多中心前瞻性随机对照临床研究,共纳入 2009～2015 年,荷兰的 14 个中心和英国的 3 个中心的 245 例合并早期症状性持续性房颤和早期心力衰竭的患者(男性占 79%)。早期持续性房颤定义为:房颤持续时间＞7 天但＜6 个月(平均持续时间为 3 个月),房颤病史＜5 年,既往曾有≤1 次电复律。早期心力衰竭定义为:病史＜1 年(平均病史只有 2 个月),包括射血分数保留心力衰竭 HFpEF(LVEF≥45%,NYHA Ⅱ～Ⅲ级,及超声和 NT-proBNP 相关标准),射血分数下降心力衰竭 HFrEF(LVEF＜45%,NYHA Ⅰ～Ⅲ级,及超声和 NT-proBNP 相关标准)。排除标准为:①阵发性、一过性或无症状房颤;②既往应用抗心律失常药物;③LA＞50mm;④LVEF＜25%;⑤NYHA Ⅳ级;⑥既往应用盐皮质受体拮抗剂;⑦不稳定的心血管状态;⑧不能完成心血管康复治疗方案。

受试者被随机分为积极上游治疗组(119 人)与常规治疗组

（126 人）。积极上游治疗是指在进行常规节律控制的基础上，加用醛固酮受体拮抗剂、ACEI/ARB、他汀类药物，控制饮食，咨询医生和心脏康复治疗等，其中醛固酮受体拮抗剂、ACEI/ARB 逐渐增加至最大耐受量，目标血压值为 120/80mmHg，他汀药物选择指南推荐剂量。常规治疗组接受抗心律失常药物和指南推荐的其他治疗。康复治疗和生活方式干预包括：每周 2～3 次，持续 9～11 周的心脏康复训练，限制钠盐摄入＜7.5g/d，BMI≥27kg/m² 的患者限制能量摄入，并根据心力衰竭的严重程度限制水的摄入，每天至少运动 30min。所有患者由心力衰竭或心律失常护士管理，每 6 周随访 1 次，评估患者的用药依从性和心脏康复等措施的执行情况。两组患者基线情况并无显著差异。在随访的 1 年内通过对受试者进行 6～7 次 7d Holter 监测，观察其窦性心律的比例。

研究结果表明，积极上游治疗组的患者主要终点即恢复窦性心律的比例为 75%，常规治疗组为 63%，两者具有显著统计学差异（$OR=1.765, P=0.021$）。与常规治疗组相比，积极上游治疗组次要终点（包括收缩压、舒张压、NT－proBNP、LDL-C 等）均有不同程度改善。但两组间心血管死亡率、因心力衰竭住院率和因房颤住院率均无差异。研究者考虑可能是随访时间不够长，如果进行 4～5 年的随访，这些结果的差异可能就能体现出来。

（北京安贞医院急诊中心　蒋志丽　叶　明）

（四）2017ESC IMPACT-AF 研究：综合
干预改善房颤患者抗凝治疗

8 月 28 日，2017 年 ESC 会上公布了 IMPACT-AF 研究结果：综合干预显著改善了房颤患者的抗凝治疗率，使房颤患者口服抗凝治疗率明显上升。

目前房颤口服抗凝（OAC）治疗在世界各地都存在使用量不

足的问题,涉及 46 个国家的 RELY 注册研究中使用率只有 58%,东欧和南美地区为 40%,亚洲则为 38%。医疗系统和资源的不同可能是其中一个原因,亚洲地区较欧美明显不足,可能与患者和医生的宣教不够有关。

IMPACT-AF 研究是一项多中心、前瞻性、整群随机对照试验,目的是确定综合性的个体化干预是否能提高发展中国家房颤人群口服抗凝的治疗率及维持率。该研究从阿根廷、中国、印度、罗马尼亚、巴西 5 个发展中国家的 48 个中心纳入 2281 例房颤患者,每个中心的患者代表一个群体,随机化在 48 个群体上进行,而不是在患者层面进行。在随机分组前,各个国家内的研究中心将根据医院规模、实践类型和口服抗凝基线治疗率进行配对。配对的研究中心随后被随机分入干预组或对照组。研究组采用综合干预,包括对医护人员和患者进行教育(如临床论著、网络研讨会、每月与随访中心通话等),定期监测和反馈。对照组给予常规治疗。进行中位数为 12 个月[四分位数范围(IQR)11.8~12.2 个月]的随访,随访的主要终点为相比基线口服抗凝药的比率。次要终点包括死亡、卒中、出血。

研究结果显示,干预组的口服抗凝药使用率从基线时的 68% 上升到 1 年时的 80%,对照组基线时为 64%、1 年随访时为 67%。两组大出血风险相似,约为 1%,干预组临床相关性非大出血率略高,但总体上仍较低。对于主要的临床终点,两组间在卒中存在统计学差异($P=0.043$)。该研究有力的证明综合干预治疗对房颤患者坚持口服抗凝药治疗存在帮助,这对预防房颤并发症卒中具有重要意义。

(北京安贞医院急诊中心　蒋志丽　公　威)

(五)2017ESC REHEARSE-AF 研究:智能移动设备 远程心电监测提高房颤检出率

8 月 31 日在 2017 年 ESC 大会,英国 Julian Halcox 教授公布了房颤远程心电监测的 REHEARSE-AF 研究结果。该结果表明:应用智能移动设备进行远程心电监测可将心房颤动检测率提高到常规筛查的 4 倍,同时能减少患者对 AF 风险的焦虑。该结果同期发表在 *Circulation* 中。

该研究为单中心、前瞻性、随机对照试验,共纳入英国当地 1003 例患者。入选标准包括年龄≥65 岁且 CHA2DS2-VASc 评分≥2,有卒中危险因素、既往无房颤诊断、尚未接受抗凝治疗,且无抗凝药物禁忌等。将患者随机分为两组,即接受 12 个月智能远程心电监测组(iECG 组)或常规筛查组。两组患者在包括平均年龄、性别、心力衰竭、高血压、糖尿病、卒中史、瓣膜病等在内的基线资料方面均无明显差异。iECG 组使用了一款名为 AliveCor Kardia Mobile 的心电监测设备,可联合智能移动设备记录、分析并上传用户心电数据。患者每周 2 次通过 AliveCor 经互联网提交两次心电监测结果,持续 52 周,将心电图传送给研究人员进行分析。对所有受试者在 12、32 和 52 周进行电话随访,所有不良事件均由患者和(或)其护理团队报告。

结果显示,iECG 组房颤诊断率约为常规筛查组的 4 倍($HR3.9,P=0.007$),平均每诊断 1 例房颤每年花费 8255 英镑。1 年随访时间内两组患者不良事件发生率无明显差异,iECG 组患者卒中发生低于常规筛查组(6 例 vs10 例,$P=0.34$)。在受试者体验调查中,iECG 组受试者心律失常知晓率更高(6.8% vs 6.1%,$P=0.001$),而因心律失常引起的焦虑状态更少(2.2% vs 2.5%,$P=0.003$)。常规筛查组中有更多的受试者期望调整至 iECG 组(1.9% vs 6.2%,$P<0.0001$)。

AliveCor 移动心电监测设备的出现对于社区房颤人群筛查具有重要意义,能更早的发现并确诊房颤以便早期干预治疗,减少脑卒中等严重并发症的发生。REHEARSE-AF 是目前少有的关于移动医疗设备筛查房颤大样本随机对照临床研究,该结果显示联合智能移动设备进行远程心电监测可以有效并长期的捕捉用户心电数据并上传,及时筛查诊断房颤并进行干预,未来可能会成为引领心律失常筛查与一级预防的新趋势。

(北京安贞医院急诊中心　蒋志丽　王　溪)

(六)2017ESC 90 岁及以上主动脉狭窄患者可考虑接受 TAVI 手术

2017 年 9 月 1 日 ESC 上发布了一项注册研究结果发现,90 岁以上超高龄患有严重主动脉瓣狭窄的患者可通过导管主动脉瓣植入术(TAVI)得到安全有效的治疗。与更年轻的患者比较,90 岁以上主动脉狭窄患者接受 TAVI 术后 2 年的全因死亡,心血管死亡和主要不良心脏事件发生率无显著差异。

该研究纳入了 819 例参加了巴西 TAVI 登记的患者,他们在 2008 年 1 月～2015 年 2 月因严重主动脉瓣狭窄接受了 TAVI 术。其中 735 例年龄在 90 岁以下,84 例为 90 岁及以上。两组间平均年龄差异有统计学意义(80.12 岁 vs 92.45 岁)($P<0.001$)。90 岁及以上老年患者和 90 岁以下患者比较,肾功能不全的可能性更高(96.4% vs 74.7%)($P<0.001$),胸外医师评分更高(13.19 vs 9.87)($P<0.001$),身体质量指数明显更低(24.61 vs 26.49)($P=0.001$),Euro 评分更高(27.65 vs 19.67)($P<0.001$)。但是两组之间的超声心动图检查结果无显著差异。两组之间使用的瓣膜也相似,69.0% 的 90 岁及以上患者和 73.3% 90 岁以下患者植入了 Core 瓣膜(美敦力),其余的患者使用了 Sapien XT 瓣膜(爱德华生命科学)。

对两组患者进行了 5 年随访,90 岁及以上患者全因死亡,心血管死亡和主要不良心脏事件(MACE)发生率较高。随访 5 年后,90 岁及以上患者和 90 岁以下的患者比较,全因死亡风险比(HR)为 1.72(95%CI 为 1.21~3.25,$P=0.09$),心血管死亡风险比为 1.99(95%CI 1.25~5.02,$P=0.03$),大出血风险比为 0.83(95%CI 0.21~3.20,$P=0.62$),中风风险比为 1.02(95%CI 0.30~3.45,$P=0.63$),MACE 风险比为 1.37(95%CI 为 0.87~2.39,$P=0.71$)。

但是在前两年的随访中,研究发现两组之间的不良后果无显著差异。90 岁及以上患者和 90 岁以下的患者 30 天全因死亡率分别为 15.6%和 8.4%($P=0.03$),1 年时分别上升到 20.9%和 21.8%($P=0.81$),2 年时则分别上升 27.3%和 30.7%($P=0.95$)。两组 30 天卒中发生率分别为 2.4%和 4.0%($P=0.53$),1 年时分别上升到 5.3%和 7.4%($P=0.65$),2 年时则分别上升为 5.3%和 8.5%($P=0.76$)。两组的 MACE 发生率在 30d 时分别为 19.1%和 12.0%($P=0.06$),1 年时分别上升到 27%和 25.8%($P=0.48$),2 年时则分别上升为 33.7%和 34.4%($P=0.64$)。

虽然 TAVI 是大多数主动脉瓣狭窄患者的成熟和标准治疗方法,但目前仍在争论是否应该将该技术用于传统上被视为非常高风险的群体,例如 90 岁以上人群。尽管该研究 5 年随访结果中,90 岁及以上人群预后更差,但"这些病人还有一段路要走",至少在 2 年随访时仍有不错的结果,所以这就是为什么我们不应该限制这些患者接受 TAVI 术。

(北京安贞医院急诊中心　蒋志丽　贾立昕)

六、其他研究进展

（一）2017ESC SPYRAL HTN-OFF MED 研究：
重启肾脏去神经治疗的大门

来自德国萨尔兰州、汉堡/萨尔德国大学医院的 Michael B 博士在 2017 ESC 大会报告了 SPYRAL HTN-OFF MED 研究的中期试验结果：未经治疗的轻、中度高血压，经肾脏去神经治疗能够显著降低血压。与假手术组相比，入选的 80 例试验组患者平均 24h 动态收缩压降低 5mmHg，诊室收缩压降低 7.7mmHg，本研究的统计学意义并不给力，但为肾脏去神经治疗的有效性提供了证据。

来自美国芝加哥西北大学的 Yancy 博士（没有参加本研究）说，基于这些结果，大家热切期待新的指南问世，期待靶点血压会比以前低很多。本试验中，血压从基线的 150～160mmHg 平均降低 5mmHg，但不知道当肾脏去神经与改善生活方式或其他低剂量药物结合时，结果是否会出现差异。

人们不能因为这些数据的临床应用而过于兴奋，这些数据引发了肾脏去神经支配的再次对话。由于既往一系列负面试验的结果，曾经敲响过肾脏去神经治疗的死亡之钟。

2014 年，至关重要的 SIMPLICITY HTN-3 丢失了主要终点，难治性高血压术后 6 个月，血压未能持续降低，导致肾脏去神经治疗走向低谷。但今天的去神经治疗技术不同从前，已大有提高。

在 SIMPLICITY HTN-3 试验中，从顽固性高血压（诊室收缩压 180mmHg，没有舒张压数值）和自我报告的药物依从性看到，随机试验中平均用药 5.1 种。当时接受肾动脉去神经治疗患者是由缺乏经验的术者使用单电极进行顺序消融。

现今的 SPYRAL HTN-OFF MED 试验,入选患者的诊室收缩压在 150~180mmHg,不低于 90mmHg,平均 24h 动态收缩压在 140~170mmHg,排除了单纯收缩期高血压,因为单纯收缩期高血压对肾脏去神经支配是高反应性的。

此外,本试验由经验丰富的操作者使用四电极同时进行消融(Symplicity Spyral、美敦力),并超越主支动脉进入肾动脉分支血管,导致消融作用增加了 4 倍(43.8 与 11.2)。

最后,血清和尿液的药物测试证实,肾脏去神经支配组有94.3%,假手术对照组有 92.7%的患者未用降压药。

主要终点,24 小时动态血压变化从基线到术后 3 个月,肾脏去神经支配组的收缩压下降 5.5mmHg($P=0.003$),假手术组仅降低 0.5mmHg($P=0.76$),而舒张压在两组分别降低 4.8mmHg($P<0.001$)和 0.4mmHg($P=0.65$)。

肾脏去神经组诊室收缩压下降 10mmHg($P<0.001$),假手术对照组降低 2.3mmHg($P=0.24$),舒张压分别下降 5.3($P<0.001$)和 0.3mmHg($P=0.81$)。两组均未发现严重不良事件。

血本试验中血压值的变化具有临床意义。最近的一项荟萃分析预测心血管事件的相对风险大约降低 20%,伴随收缩压降低7.7mmHg。

受邀嘉宾 Bryan William 教授(伦敦大学学院,英国)同意数据提供的证据,肾脏去神经能使 75%的高血压患者血压降低,但不包括单纯收缩期高血压以及最常见又难以控制的顽固性高血压。

术前平均动态血压 154mmHg 的患者,术后降至 148mmHg,诊室收缩压从 162mmHg 降至 152mmHg,但肾脏去神经治疗的患者仍需服用药物来达到目前推荐的血压目标值,这点令人遗憾。

(北京安贞医院急诊中心　李艳芳　王　冠　曹晓菁)

(二)2017ESC PURE 研究:提高脂肪
摄入降低死亡风险

　　一项关于全球 13.5 万人饮食习惯的新研究 PURE 研究结果在 2017 年 ESC 会议上发布,使人们对现有的膳食指南提出了质疑。该研究结果表明高脂肪摄入(包括饱和脂肪)与死亡风险降低有关。

　　PURE 研究入选了来自 18 个低、中、高收入国家 135 000 余例受试者,记录其膳食情况,采用国家特异性的经验证食物频率问卷记录糖类、总脂肪以及各类脂肪的摄入量,评估不同膳食与心血管疾病和死亡率的相关性。

　　PURE 研究中位随访时间 7.4 年,记录了 5796 例受试者死亡,4784 例受试者发生了主要心血管事件。结果表明碳水化合物(加工或未加工)摄入量较高与死亡风险增加相关(见表8)。

　　虽然研究发现增加水果,蔬菜和豆类食物食物的摄入能够降低死亡风险,但最大获益摄入量是 375~500g/d,多食无益,且生食比烹饪后效果更佳。脂肪(总脂肪或饱和脂肪)、糖类及水果/蔬菜/豆类摄入量与主要心血管疾病事件无关。该研究被同步发表于 *The Lancet*。

表 8　总死亡率风险比(最高五分位数与最低五分位数)

分组	*HR*(95% *CI*)	*P*
碳水化合物	1.28(1.12~1.46)	0.000 1
总脂肪	0.77(0.67~0.87)	<0.000 1
饱和脂肪	0.86(0.76~0.99)	0.008 8
单不饱和脂肪	0.81(0.71~0.92)	<0.000 1
多不饱和脂肪	0.80(0.71~0.89)	<0.000 1

　　PURE 研究的作者,来自汉密尔顿麦克马斯特大学的 Yusuf 博士说:"我希望人们能够通过这一研究结果对脂肪重新认识,不再为摄入适量脂肪而感到内疚,高脂肪摄入(占≥40％饮食摄入量)可能有害,但平均脂肪摄入量约为 30％是适量的。我们不必害怕饱和脂肪酸,适量摄入有益于我们的健康。同样,不必强调过多摄入水果和蔬菜,375～500g/d 足够使我们获益。对一般人群提出的健康生活方式建议是——不吸烟和锻炼身体,这两件事明显有益于健康。保持合理体重,不要太胖或太瘦。均衡饮食,摄入适量鱼、肉、水果及蔬菜,并非素食主义或摄入过量蔬菜才能保持健康。"

　　有关饱和脂肪的这一发现将会引发巨大争议,特别是在心脏病学界,该领域一直将饱和脂肪列为膳食中的头号敌人。实际上,就在数周前,美国心脏协会(AHA)刚发布新的"忠告",建议尽量减少饱和脂肪的摄入,尽可能用多不饱和脂肪或碳水化合物代替。PURE 研究的发现似乎与这个建议直接相矛盾。

　　PURE 研究的共同作者,来自(麦克马斯特大学)的 Dehghan 博士在她的热线直播中评论道:"在我们的研究中,与低饱和脂肪摄入水平相比,摄入饱和脂肪上限(占平均饮食能量的 10％～13％)与死亡率明显降低相关,且非常低的饱和脂肪摄入量是有害的。我们的数据不支持目前指南推荐的总脂肪摄入量低于30％,饱和脂肪摄入量低于 10％。"

　　针对 PURE 研究结果,作为回应 AHA 发布了一份声明:像PURE 这种具有一定规模和范围的营养研究是非常具有挑战性的,使用自我报告的食物频率问卷作为研究工具存在一定限制,一般来说,个体往往会过高或过低记录其食物摄入量,此外,该问卷可能没有完全解释食物种类的文化差异,因此可能无法很好的代表当地的相关食物,其研究结果应该被非常谨慎的解读。

　　在与 PURE 研究一同发表的社论中,来自贝塞斯达国立卫生研究院的 Ramsden 和 Domenichiello 博士认为,PURE 研究中高脂肪饮食降低死亡率的一个潜在解释可能是，营养丰富的肉类修正了一种或多种营养缺乏症，而这在该研究所包括的许多国家中很常见。此外，加工食品，包括糖类添加剂和精加工谷类，可能是碳水化合物增加死亡率的原因。

（唐山工人医院　高夏青　北京安贞医院急诊中心　蒋志丽师树田）

（三）2017 ESC CAAM 研究-院外心脏骤停患者球囊面罩与气管插管相比无优势

ESC 2017 年会上，法国 Avicenne 大学附属医院的 Frédéric Adnet 教授在最新临床研究专场报告了 CAAM 试验结果。研究显示，对于院前心脏骤停患者的气道管理，球囊面罩通气与气管插管相比并没有优势。

心脏骤停是全球范围内导致健康人死亡的主要原因，在美国每年约有 300 000 人死于心脏骤停，欧洲约有 200 000 人。只有不到 10% 的院外心脏骤停患者幸能够存活下来。气管插管气道管理是院外心脏骤停患者心肺复苏的标准治疗方法。但是其效果受到国际注册的回顾性分析结果的质疑，回顾性分析显示复苏阶段性 ETI 患者的存活率较低。研究提出面罩通气更安全且更有效。

CAAM 试验是一项前瞻性、随机对照、多中心研究，研究对比了 ETI 与 BMV 对院外心脏骤停患者进行气道管理时的生存并拥有健康神经功能的比例。

该研究入选了来法国 15 个急救中心和比利时 5 个急救中心的 2043 例院外心脏骤停患者，并随机分入 BMV 组和 ETI 组。

研究的主要终点为心脏骤停 28d 后具有良好神经功能患者的生存率（良好神经功能定义：CPC 分级≤2），次要终点为循环自主恢复率、入院患者的生存率和不良反应（包括操作失败、操作困难及胃内容物反流/误吸）。

结果显示 BMV 组 28 天具有良好神经功能的生存率（4.2%）与 ETI 组（4.3%）相同。然而，BMV 组技术失败率（6.7% vs. 2.1%，$P<0.000\ 1$），胃内容物反流/误吸发生率（15.2% vs. 7.5%，$P<0.000\ 1$）明显高于 ETI 组。

Frédéric Adnet 教授解释说，在院外心脏停搏的心肺复苏期间，BMV 作为通气手段并没有比 ETI 更安全。因此，并不能推荐 BMV 作为心肺复苏期间通过室外心脏骤停患者的标准方法。

（北京安贞医院急诊中心　师树田　甄　雷）

（四）2017ESC 低体重患者接受心导管术风险高

2017 年 8 月 27 日 欧洲心脏病学会议上发布的一项美国大型注册研究发现：体重指数（BMI）低于 20 的低体重患者，和超重或肥胖患者比较，接受心导管手术后的死亡率、医疗费用、住院天数和再住院率更高。

该研究使用美国再入院数据库和美国住院患者数据库，对出院和再入院数据进行回顾性分析。纳入了 2013 年共计 1035727 例进行了心导管手术的患者，其中 435 434（42%）接受了 PCI 治疗：包括支架置入或球囊扩张。按照患者 BMI 进行分类，0.3%患者体重过轻（BMI 低于 19kg/m^2），其中女性占 55%；11.4%患者为肥胖（BMI $30.1\sim40\text{kg/m}^2$），女性占 31%～35%；8%为病态肥胖（BMI 超过 $40\ \text{kg/m}^2$），女性占 46%。

接受心导管术的患者中，只有 25.8%的体重过轻患者接受了 PCI 治疗，而 33%的病态肥胖患者、41%超重或肥胖患者和 43% 正常体重患者接受了 PCI 治疗（调整合并后 $P<0.001$）。在 PCI 患者中，6%的体重不足患者术后死亡，但只有 1.2%～1.9%的超重肥胖患者和 2.3%的正常体重患者出现术后死亡（$P<0.001$）。类似地，21%的体重不足患者出现术后 30d 再次入院，只有 13%～15%的超重到病态肥胖患者和 13%的正常体重患者在术

后 30d 再次入院($P<0.001$)。与病态肥胖患者相比,正常体重患者住院时间较短(5.1d vs 6.2d,$P<0.01$),护理成本较低($ 22 581 vs 23 889,$P<0.01$)。与所有其他 BMI 组相比,体重不足的患者住院时间最长(10.5d vs 5~6.2d),同时护理成本最高($ 33 540)。

研究人员在控制年龄,性别,保险和合并症数量(Elixhauser 评分)后发现,与正常体重的患者相比,体重不足的患者再次入院风险高 18%($HR 1.18$),而患者超重,肥胖或病态肥胖,所有死亡风险均降低 10%左右($HR 0.89~0.92,P<0.05$)。

该研究颠覆了传统思维,即 BMI 较高患者临床预后应该更差;研究结果发现低 BMI 患者临床预后最差,包括再住院率、住院时间、医疗费用和死亡率。这种肥胖悖论的原因尚不明确,需要更多相关研究来探索。

（北京安贞医院急诊中心　蒋志丽　吉庆伟　索　旻）

（五）2017ESC VIVA 研究:腹主动脉瘤、外周动脉疾病与高血压联合筛查降低死亡率

8 月 31 日 Jes S Lindholt 教授在 2017 年 ESC 大会上公布了 VIVA 研究的结果:三联筛查老年男性腹主动脉瘤(AAA),外周动脉疾病(PAD)和高血压可使患者 5 年死亡率降低 7%,并且未造成生活质量影响和较大的经济负担,该结果同期发表在柳叶刀杂志上。

VIVA 研究纳入了丹麦 2008~2011 年 26 个中心城市 50 156 名 65~74 岁的男性,按 1:1 随机分为实验组和对照组两组,实验组采用腹部超声筛查腹主动脉瘤、测量踝臂指数筛查外周动脉疾病及高血压,实验组中约 3/4($n=18 748$)接受了筛查。筛查由两名受过训练的护士操作。对照组只给予常规医疗照护。主要研究终点是总死亡率,次级终点为成本效益和生活质量。

VIVA 研究实验组筛查的 18 748 名男性中有 3.3%（616 例）检测到 30 mm 以上的 AAA,其中 61 例男性(0.3%)患有 5.5 cm 以上的 AAA;同时筛查出 11% PAD 患者(踝臂指数<0.9 或>1.4)和 10.5% 疑似中度至重度高血压患者,(定义为血压>160/100mmHg)。筛查中若发现 AAA 直径大于 30mm、踝臂指数<0.9 或>1.4,则给予 75mg 每日 1 次阿司匹林以及 40mg 每晚 1 次辛伐他汀治疗,同时对患者进行饮食、戒烟以及体育锻炼的指导。腹主动脉瘤直径小于 50mm 者,每年进行超声复查,直径大于 50mm 者进行 CT 检查并由血管外科医生对血管进行评估,符合适应证者行血管修复术。诊断为高血压的患者转诊至全科医生处进行降压管理。经过 4.4 年的中位随访,筛查组中有 2566 人(10.2%),非筛选组中有 2715 人(10.8%)死亡。筛查和干预显著降低了 5 年总死亡率(HR 0.93,95%CI 0.88~0.98;$P=$ 0.01)。转换为绝对风险降低是 0.006(95% CI 0.001~0.011),每 169 例患者筛查即可预防一例死亡。研究期间两组的糖尿病、颅内出血、肾衰竭、癌症或心血管外科手术后 30 天死亡率并无差异。

关于是否存在过度诊断和过度治疗的问题,研究者提到,与现有的乳腺癌筛查计划相比,VIVA 研究的三联筛查具有更高的经济成本效益,而且在获益与危害之间的整体平衡似乎更支持进行筛查。目前对于无症状的外周动脉疾病或者腹主动脉是否应该使用低剂量阿司匹林和他汀类药物治疗,长期以来一直存在争议,VIVA 研究中在消除高血压筛查的影响后,观察到降低死亡率的获益仍然存在,分析其原因可能是在诊断为 AAA 或 PAD 的男性中采取的一般心血管疾病预防措施,包括启动他汀类药物和抗血小板治疗。

（北京安贞医院急诊中心　蒋志丽　刘　飞　王成钢）